フィジカル アセスメント

ポケットブックmini

| 監修 |

小西敏郎

東京医療保健大学副学長・医療栄養学科長・教授

JN021446

Gakken

＜監修者略歴＞

小西　敏郎（こにし　としろう）　医学博士

1972年　東京大学医学部卒業
1973年　がん研究会附属病院外科レジデント
1975年　東京大学第二外科
1981年　都立駒込病院外科
1985年　東京大学第二外科講師
1996年　東京大学第二外科助教授
　同年　公立昭和病院外科主任医長
1998年　NTT東日本関東病院外科部長
2002年　同　　副院長兼任
2013年　東京医療保健大学副学長・医療栄養学科長
　　　　現在に至る

はじめに

　病棟，外来，在宅医療で活躍する医療職の皆さんは，患者さんの症状や訴えに対して，すばやい対応をしなければいけません．そこで患者さんからのサインを適切な治療やケアにつなげていくために重要なのが，フィジカルアセスメントです．

　本書は，フィジカルアセスメントに必要な解剖をはじめ，患者さんの症状から行うべき呼吸・循環・消化器・脳神経疾患，意識障害など各種障害に関するフィジカルアセスメントの方法と観察・評価ポイント，さらには認知症にみられる病的反応や脳神経系などの各種評価法をまとめています．

　加えて，ポケットや訪問看護バッグに入れて携帯できるサイズにし，臨床現場で必要なときにパッと開いて活用できるように，イラストと簡潔な文章でわかりやすく構成しました．

　病棟，外来，在宅で活躍する看護師，栄養士，薬剤師，臨床工学技士，リハビリ職の皆さんが，患者さんの症状や訴えから自信をもってアセスメントができるように，本書を活用していただけると幸いです．

2023年6月

小西敏郎

CONTENTS

第7章
各種障害のフィジカルアセスメント

第8章
各種評価法

編集協力:大内ゆみ

カバー・本文デザイン:星子卓也

本文イラスト:青木隆デザイン事務所,日本グラフィッ

序 章

フィジカル
アセスメント
に必要な解剖

呼吸器

■呼吸器の構造

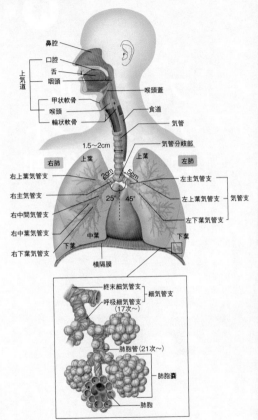

鼻腔
口腔
舌
咽頭
上気道
甲状軟骨
喉頭
輪状軟骨
喉頭蓋
食道
気管
1.5～2cm
気管分岐部
右肺
上葉
上葉
左肺
右上葉気管支
2cm
.5cm
左主気管支
右主気管支
25°
45°
左上葉気管支
右中間気管支
左下葉気管支
気管支
右中葉気管支
中葉
右下葉気管支
下葉
下葉
横隔膜

終末細気管支
呼吸細気管支
（17次～）
細気管支
肺胞管（21次～）
肺胞嚢
肺胞

■肺の構造

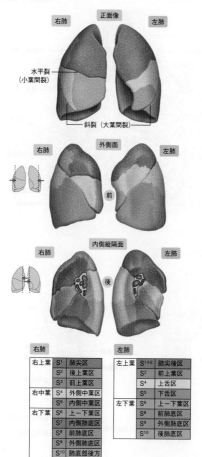

正面像

右肺　　　　　　　左肺

水平裂
（小葉間裂）

斜裂（大葉間裂）

外側面

右肺　　　　　　　左肺

前

内側縦隔面

右肺　　　　　　　左肺

後

右肺		
右上葉	S¹	肺尖区
	S²	後上葉区
	S³	前上葉区
右中葉	S⁴	外側中葉区
	S⁵	内側中葉区
右下葉	S⁶	上－下葉区
	S⁷	内側肺底区
	S⁸	前肺底区
	S⁹	外側肺底区
	S¹⁰	肺底部後方

左肺		
左上葉	S¹⁺²	肺尖後区
	S³	前上葉区
	S⁴	上舌区
	S⁵	下舌区
左下葉	S⁶	上－下葉区
	S⁸	前肺底区
	S⁹	外側肺底区
	S¹⁰	後肺底区

循環器

■心臓の位置

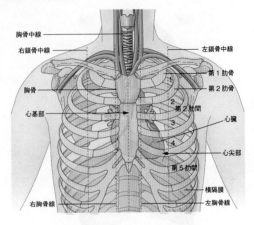

- 胸骨中線
- 右鎖骨中線
- 胸骨
- 心基部
- 右胸骨線
- 左鎖骨中線
- 第1肋骨
- 第2肋骨
- 第2肋間
- 心臓
- 心尖部
- 第5肋間
- 横隔膜
- 左胸骨線

■橈骨動脈の位置

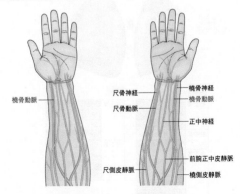

- 橈骨動脈
- 尺骨神経
- 尺骨動脈
- 尺側皮静脈
- 橈骨神経
- 橈骨動脈
- 正中神経
- 前腕正中皮静脈
- 橈側皮静脈

消化器

■腹腔内主要臓器の位置

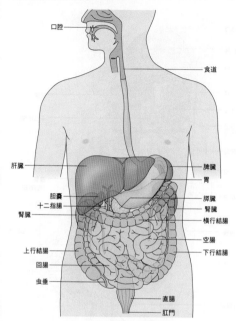

口腔

食道

肝臓

脾臓

胃

胆嚢

十二指腸

膵臓

腎臓

腎臓

横行結腸

上行結腸

空腸

回腸

下行結腸

虫垂

直腸

肛門

■腹膜の構造と腹部臓器（断面図）

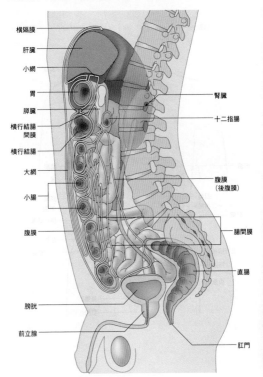

横隔膜
肝臓
小網
胃
膵臓
横行結腸間膜
横行結腸
大網
小腸
腹膜
膀胱
前立腺

腎臓
十二指腸
腹膜（後腹膜）
腸間膜
直腸
肛門

脳・脊髄

■脳の外側面

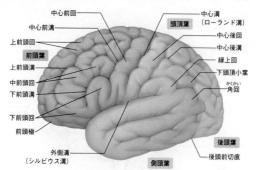

- 中心前回
- 中心前溝
- 上前頭回
- **前頭葉**
- 上前頭溝
- 中前頭回
- 下前頭溝
- 下前頭回
- 前頭極
- 外側溝（シルビウス溝）
- **頭頂葉**
- 中心溝（ローランド溝）
- 中心後回
- 中心後溝
- 縁上回
- 下頭頂小葉
- 角回
- **後頭葉**
- 後頭前切痕
- **側頭葉**

■脳の上面

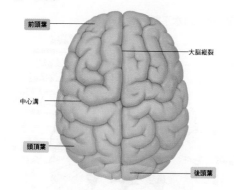

- **前頭葉**
- 大脳縦裂
- 中心溝
- **頭頂葉**
- **後頭葉**

■脳の断面（矢状断）

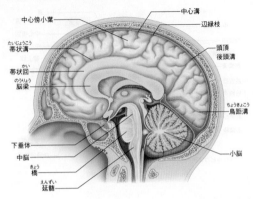

中心傍小葉

中心溝

辺縁枝

_{たいじょうこう}帯状溝

頭頂後頭溝

_{かい}帯状回

_{のうりょう}脳梁

_{ちょうきょこう}鳥距溝

下垂体

中脳

_{きょう}橋

_{えんずい}延髄

小脳

■脳の断面（水平断）

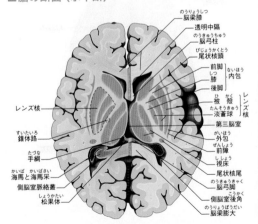

_{のうりょうしつ}脳梁膝

透明中隔

_{のうきゅうちゅう}脳弓柱

_{びじょうかくとう}尾状核頭

前脚

_{しつ}膝 内包

後脚

_{ひ　かく}被殻

_{たんそうきゅう}淡蒼球 レンズ核

第三脳室

レンズ核

_{がいほう}外包

_{ぜんしょう}前障

_{ししょう}視床

尾状核尾

_{のうきゅうきゃく}脳弓脚

_{こうかく}側脳室後角

_{のうりょうぼうだい}脳梁膨大

_{すいたいろ}錐体路

_{たづな}手綱

_{かいば　かいばさい}海馬と海馬采

側脳室脈絡叢

_{しょうかたい}松果体

8

■脳の断面（冠状断）

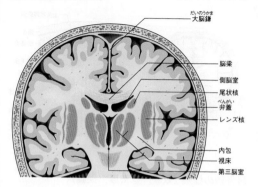

だいのうかま
大脳鎌

脳梁

側脳室

尾状核

べんがい
弁蓋

レンズ核

内包

視床

第三脳室

■脳血管系

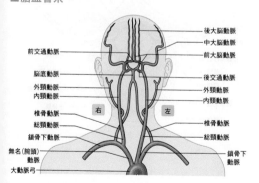

後大脳動脈

中大脳動脈

前大脳動脈

前交通動脈

後交通動脈

脳底動脈

外頸動脈

外頸動脈

内頸動脈

内頸動脈

右

左

椎骨動脈

椎骨動脈

総頸動脈

総頸動脈

鎖骨下動脈

無名（腕頭）動脈

鎖骨下動脈

大動脈弓

■頭蓋内の構造

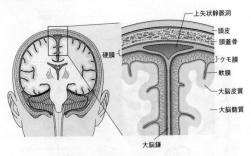

上矢状静脈洞
頭皮
頭蓋骨
クモ膜
軟膜
大脳皮質
大脳髄質
硬膜
大脳鎌

■脊髄の髄膜（軟膜，クモ膜，硬膜）

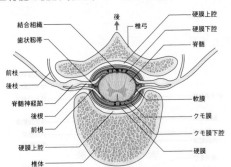

結合組織
歯状靭帯
前枝
後枝
脊髄神経節
後根
前根
硬膜上腔
椎体

後
椎弓

硬膜上腔
硬膜下腔
脊髄
軟膜
クモ膜
クモ膜下腔
硬膜

呼吸困難

呼吸困難

1 視診

■視診—胸郭の変形①

観察ポイント：胸郭と脊椎の変形の有無
正常：円錐状で奥行きよりも横幅が広い

鳩胸（はとむね）

原因：先天的形態異常，幼児期の頻回の咳嗽，幼児期のくる病

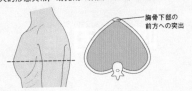

胸骨下部の
前方への突出

漏斗胸（ろうときょう）

原因：先天的形態異常，幼児期のくる病など

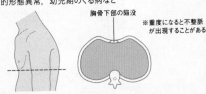

胸骨下部の陥没

※重度になると不整脈
が出現することがある

樽状胸（たるじょうきょう）

原因：慢性閉塞性肺疾患（COPD）の進行例，加齢など

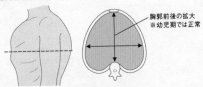

胸郭前後の拡大
※幼児期では正常

■視診—胸郭の変形②

脊椎側彎（せきついそくわん）

原因：疼痛のため疼痛側に彎曲した場合と脊椎変形があり，鑑別が必要

※高度の場合，拘束性換気障害が出現

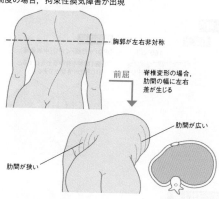

胸郭が左右非対称

前屈　脊椎変形の場合，肋間の幅に左右差が生じる

肋間が広い

肋間が狭い

脊椎後彎／亀背（せきついこうわん／きはい）

原因：胸椎の圧迫骨折など

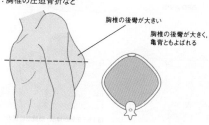

胸椎の後彎が大きい

胸椎の後彎が大きく，亀背ともよばれる

■視診―ばち状指

観察ポイント：手指の爪の付け根の浮腫，指先の膨らみ，爪の彎曲
原因：慢性的な身体末梢への酸素供給不足
考えられる疾患：肺がんなどの呼吸器疾患，先天性心疾患，亜急性感
染性心内膜炎，肝硬変，炎症性腸疾患

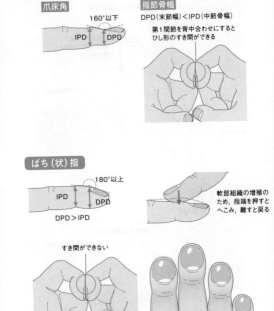

正常

爪床角

160°以下

IPD　DPD

指節骨幅

DPD（末節幅）<IPD（中節骨幅）

第1関節を背中合わせにすると
ひし形のすき間ができる

ばち（状）指

180°以上

IPD　DPD

DPD＞IPD

すき間ができない

軟部組織の増殖の
ため，指端を押すと
へこみ，離すと戻る

指（趾）末節が球状・紡錘状に膨大している

■視診―チアノーゼ

観察ポイント：皮膚や粘膜の色調が青紫色を呈しているか．毛細血管の多い口唇，爪床に多い

原因：毛細血管中の還元Hb（ヘモグロビン）5g/dL以上で出現，末梢までの酸素運搬が不十分

※貧血の場合は出現しにくい（Hbの絶対量が少ないため）

チアノーゼの出やすい部位

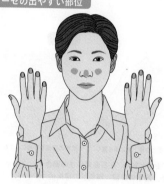

チアノーゼの分類

分類	分布	原因	主な疾患
中枢性	皮膚・粘膜 （舌，口腔粘膜，四肢末梢，爪床など）	●動脈血酸素飽和度の低下	●先天性心疾患 ●呼吸器疾患
		●ヘモグロビン異常	●異常ヘモグロビン血症
末梢性	末梢の皮膚	●末梢循環不全 ・心拍出量減少 ・寒冷曝露による血管攣縮 ・血管閉塞	●心原性ショック，うっ血性心不全 ●レイノー現象 ●閉塞性動脈硬化症，バージャー病

2 触診

■触診─胸郭の可動性

観察ポイント：呼吸に伴う胸郭の動き，圧痛やしこり，皮下気腫の有無
手順：①患者に深呼吸を促し，胸郭の上に自分の手を置き，その手の
動きを観察，②肋骨全体を包み込むように，胸壁に沿って左右
対称に手をあてる，③母指間の距離は吸気時に開き，呼気時に
狭まる

前胸部

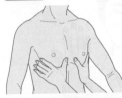

背部

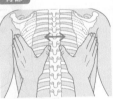

前胸部中・下肺部と肋骨下端に手を置く　　両手の母指を脊椎にあてる

評価：胸郭の動きが鈍く，左右非対称性の動き
　　　→肺炎，胸水の貯留，無気肺の可能性
　　　皮膚を押すとプチプチという感覚（握雪感）
　　　→皮下気腫の可能性

■触診─脊椎の走行

観察ポイント：
脊椎の一つひとつを触診，
変形や圧痛の有無

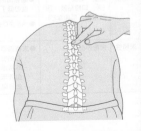

■触診—声音振盪
せいおんしんとう

観察ポイント：振盪音（肺から体表に伝わる患者の声の響き）の強さ，
　　　　　　　左右差

手順：患者の前胸部や背部に手掌または尺骨側をあて，患者に低い声
　　　で長く「ひとーつ，ひとーつ」と繰り返し発声してもらい，触診する

評価：振盪音の減弱・消失→痰や胸水の貯留，無気肺，気胸の可能性
　　　振盪音の亢進→肺炎の可能性

触診部位

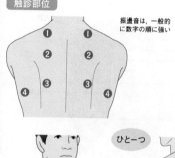

振盪音は，一般的
に数字の順に強い

ひとーつ

3 打診

■打診—打診音の領域

観察ポイント：音の強さ，長さ，音質，部位によって聴こえる打診音の
　　　　　　種類，左右差

前胸部

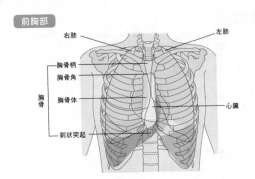

右肺　　　　　　　　　　　　　　　　　　　　左肺

胸骨柄
胸骨角
　　　胸骨体　　　　　　　　　　　　　　　　心臓
胸骨
剣状突起

背部

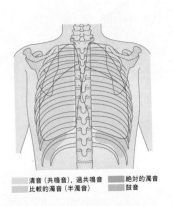

■ 清音（共鳴音），過共鳴音　　　■ 絶対的濁音
■ 比較的濁音（半濁音）　　　　　■ 鼓音

■打診―部位と順序

前胸部・左右の側胸部・背部で行う．右肺尖部→左肺尖部→左上肺野
→右上肺野→右中肺野→左心臓部→左下肺野→右下肺野の順で行う

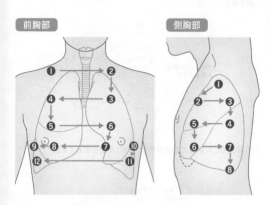

前胸部

側胸部

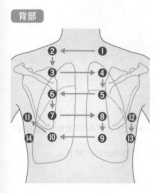

背部

■打診—間接打診法

利き手の中指が打診指，反対側の中指が打診板
※肋骨や肩甲骨など骨の上を叩くと音が変わるため避け，肋間に指を密
　着させる

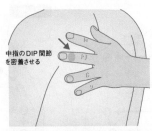

中指のDIP関節
を密着させる

①打診部位に打診板の遠位指節間（DIP）関節を密着させる

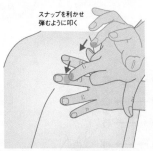

スナップを利かせ
弾むように叩く

②打診指を鉤状に屈曲し，その指先で打診板のDIP関節を垂直に軽く
　トントンと叩く
※振動が減らないよう，叩いたら，打診指はすぐに離す

■打診―打診音と特徴

打診所見	音の性質 ●強弱 ●時間 ●高低	特徴	主な状況・疾患
清音 (共鳴音)	●大きい ●長い ●低い	●ポン，ポン，ポンと響く	●正常肺
濁音	●中間 ●中間 ●中間	●絶対的濁音：ピン，ピン，ピン ●比較的濁音：絶対的濁音よりやや含気空間がある部位で聞かれる ※心臓を前胸部で打診して聞こえるのは正常	●肺の含気量減少時（液体貯留時）に認める ●肺炎，無気肺，腫瘍，胸水貯留，胸膜肥厚
過共鳴音	●非常に大きい ●より長い ●より低い	●ポーン，ポーンと長く強く響く ※深吸気時の過共鳴音は正常	●肺の含気量増加時に認める ●肺気腫，気胸，健側肺の代償性過膨張，気管支喘息発作
鼓音	●大きい ●― ●高い	●清音より高く軽く響く：太鼓様の音 ※胃泡のある部分（トラウベの三角形）で聴取	●肺の含気量増加時に認める ●気胸，巨大嚢胞，肺気腫

Memo

■打診─横隔膜可動域の確認方法

最大呼気位と最大吸気位で横隔膜の位置を確認

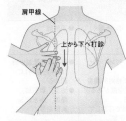

肩甲線

上から下へ打診

①最大呼気位で，肩甲線上を打診し，清音から濁音に変わる境界（呼気時横隔膜位）を確認して印をつける

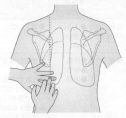

②最大吸気位で，肩甲線上を打診し，清音から濁音に変わる境界（吸気時横隔膜位）を確認して印をつける

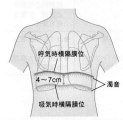

呼気時横隔膜位

4〜7cm

濁音

吸気時横隔膜位

③2つの印の差が横隔膜の可動範囲，呼気時横隔膜位と吸気時横隔膜位の差が4〜7cmなら可動性は正常，左右で同じように行い，左右差を調べる

評価：左右差がある→胸水，気道閉塞，横隔神経麻痺などの可能性

4 聴診

■聴診—方法

観察ポイント:
吸気呼気の呼吸音の長さ，減弱，高低，副雑音の有無から換気状態を評価

膜面
（使用する面）

ベル面

前胸部

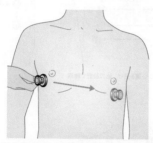

手順：①膜面を使用．胸壁に密着（密着させすぎない），②やや深めの
呼吸を繰り返させ，各部位1回は聴取（指は患者に触れないこと）

背部

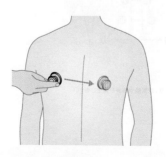

■聴診─部位と順序

左右交互に行う. 聴診と打診部位は同じ

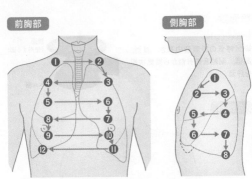

前胸部

側胸部

※前胸部左側では心臓を避け, 脇の肺野で聴取

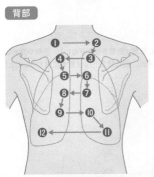

背部

※肺下葉に注意：無気肺や肺炎が発生しやすい

■聴診—正常と異常呼吸音

聴診所見	部位	正常時	音の図	異常時
肺胞音	肺野末梢	吸気＞呼気3：1 やわらかく，最も低調な音 呼気時は初期のみ小さく聴取		減弱・消失：無気肺，胸水貯留，肺気腫，気胸
気管支肺胞音	胸骨上部 肩甲骨間	吸気＝呼気1：1 強度・音調ともに肺胞音，気管音の中間的な音		この部位以外で聴かれた場合
気管音	頸部気管周囲	吸気＜呼気2：3 高強音，呼気時がより高く長い		

■聴診—呼吸音の領域

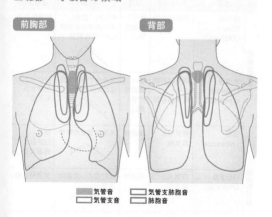

前胸部　　　　背部

気管音　　　気管支肺胞音
気管支音　　　肺胞音

■肺音の分類

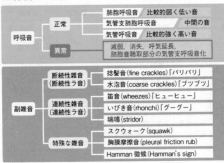

呼吸音

- 正常
  - 肺胞呼吸音 ── 比較的弱く低い音
  - 気管支肺胞呼吸音 ── 中間の音
  - 気管呼吸音 ── 比較的強く高い音
- 異常 ── 減弱、消失、呼気延長、肺胞音聴取部分の気管支呼吸音化

副雑音

- 断続性雑音（断続性ラ音）
  - 捻髪音 (fine crackles)「パリパリ」
  - 水泡音 (coarse crackles)「ブツブツ」
- 連続性雑音（連続性ラ音）
  - 笛音 (wheezes)「ヒューヒュー」
  - いびき音 (rhonchi)「グーグー」
  - 喘鳴 (stridor)
- 特殊な雑音
  - スクウォーク (squawk)
  - 胸膜摩擦音 (pleural friction rub)
  - Hamman 徴候 (Hamman's sign)

■副雑音の特徴

	分類	タイミング	特徴	病態	主な疾患
断続性雑音	捻髪音 (fine crackles)	吸気相後期	細かい 高調性 短い	呼気時に虚脱した末梢気道の吸気時における再開放	間質性肺炎
	水泡音 (coarse crackles)	吸気相初期から呼気相初期	粗い 低調性 やや長い	気道内での分泌物などの液体貯留	肺炎 気管支炎 心不全
連続性雑音	笛音 (wheezes)	呼気相と吸気相	高調性	末梢気管支の狭窄	喘息 COPD 気管支炎
	いびき音 (rhonchi)	呼気相と吸気相	低調性	比較的太い気道の狭窄	気道分泌物
	喘鳴 (stridor)	吸気相	高調性	上気道狭窄	上気道異物 喉頭浮腫

凡例　捻髪音 ✕✕✕　水泡音 ●●　笛(様)音 ⌒⌒⌒⌒　いびき(様)音 ⋀⋀⋀⋀

■呼吸異常

観察ポイント：呼吸数，換気量，リズム

	分類	呼吸数/分	換気量/回	呼吸型	主な疾患・状況
	正常呼吸 eupnea	成人： 12〜20	6〜8 mL/kg	∿∿∿	－
呼吸数と換気量の異常	頻呼吸 tachypnea	増加 (25以上)	増減なし	∿∿∿∿∿	肺炎，肺塞栓症，肺水腫，気管支喘息，胸膜痛など
	徐呼吸 bradypnea	減少 (12以下)	増減なし	⌒⌒	頭蓋内圧亢進，アルコール多飲，麻酔時など
	多呼吸 polypnea	増加	増加	ЛЛЛЛ	過換気症候群
	過呼吸 hyperpnea	増減なし	増加	∿∿∿	過換気症候群
	低呼吸 hypopnea	増減なし	減少	⌒⌒⌒	睡眠時，神経・筋疾患など
	減弱呼吸 oligopnea	減少	減少	—▭▭—	脳死期，臨死期，麻痺，肺胞低換気症候群など
リズムの異常	チェーン-ストークス呼吸 Cheyne-Stokes			過呼吸→低呼吸→無呼吸 -wwⅢⅢww--wwⅢⅢww-	尿毒症，心不全，中枢神経系障害，薬物による呼吸抑制など
	クスマウル呼吸 Kussmaul			深く大きい ∿∿∿∿	糖尿病ケトアシドーシス，尿毒症など （代謝性アシドーシスの代償）
	ビオー呼吸 Biot			不規則呼吸→無呼吸 wwⅢ----wwⅢ--	主に延髄付近での脳腫瘍，脳外傷，髄膜炎など

27

5 観察

■ 酸素飽和度の評価

酸素飽和度
SpO_2（パルスオキシメータによる）の健常者の値
96〜99%
※安定期よりも3〜4%低下で増悪と判断する

酸素飽和度と酸素分圧の関係

	SaO_2, SpO_2 (%)	酸素分圧 (mmHg)	酸素含量 (mL/dL)
動脈血の 酸素濃度	98	100	20
呼吸不全	90	60	18.3
↓急速に酸素化が悪くなる			
静脈血と同じ 酸素濃度	75	40	15.2

■ 異常呼吸―努力呼吸

鼻翼呼吸
吸気時に鼻翼が広がり，呼気時に鼻翼が縮まる呼吸（呼吸困難時など）

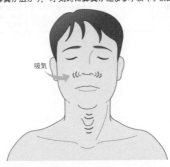

吸気

口すぼめ呼吸

呼気時に口をすぼめてゆっくりと呼出することで，気道内圧を高めて末梢気道の虚脱・閉塞を防ごうとする呼吸法．COPD（慢性閉塞性肺疾患）によくみられる

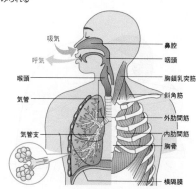

陥没呼吸，奇異呼吸（シーソー呼吸）

吸気時に胸壁がへこむ呼吸（新生児や未熟児の呼吸障害：特発性呼吸窮迫症候群）

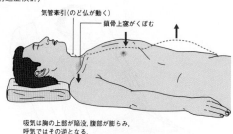

吸気は胸の上部が陥没，腹部が膨らみ，
呼気ではその逆となる．

下顎呼吸

呼気時に下顎で空気を飲み込むような呼吸（死亡直前）

呼吸困難

6 体位

■起坐位

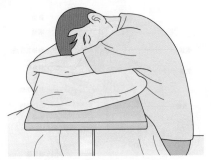

適応：激しい咳嗽時（エネルギーの消耗や疲労の減少）

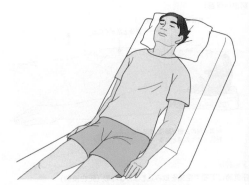

適応：うっ血性心不全（静脈環流量を減少させるため）

第 2 章

動悸・不整脈

1 脈拍

■脈拍の計測と基準値のめやす

正常：60〜100回／分　　　　　150回以上50回未満：循環動態が不安定
頻脈：100回／分以上
徐脈：60回以下
観察ポイント：数，リズム，左右差
※1分間測定する

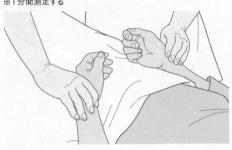

脈拍のリズム

正常

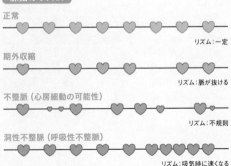

リズム：一定

期外収縮

リズム：脈が抜ける

不整脈（心房細動の可能性）

リズム：不規則

洞性不整脈（呼吸性不整脈）

リズム：吸気時に速くなる

動悸・不整脈

2 特徴

■異常な脈

異常脈拍	特徴	推察される原因
大脈 (pulsus magnus)	脈の振幅が大きい	大動脈弁閉鎖不全症，動脈管開存，動脈硬化症など
小脈 (pulsus parvus)	脈の振幅が小さい	大動脈弁狭窄症，心不全など
交互脈 (alternating pulse)	大小の脈が交互にみられる	重症心不全など
奇脈 (paradoxical pulse)	吸気時に脈拍が小さくなる	心タンポナーデ，慢性収縮性心膜炎，拘束型心筋症，右室梗塞，肺疾患など

■動悸の特徴と疾患例

動悸の特徴			疾患例
持続する動悸	頻拍	・心拍数毎分100～140回程度 ・リズム一定	洞性頻脈，心房粗動
		・突然発作的に始まり，突然終わる ・がまんできないほどの動悸 ・心拍数毎分140回以上のことが多い	発作性上室性頻拍
		・動悸に強弱 ・手の震えや不眠	甲状腺機能亢進症
	脈拍のリズムが不整		心房細動
動悸が瞬間的に起こる			期外収縮
体動時に起こる動悸			労作性狭心症，貧血
動悸があり，徐脈			洞性徐脈，洞停止，房室ブロック，洞房ブロック
動悸に強弱がある			狭心症，心不全，貧血
発熱時に起こる動悸			感染症
一過性の動悸			アルコール摂取，ストレス，運動

3 視診

■頸動静脈の走行部位

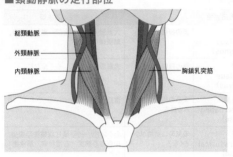

総頸動脈
外頸静脈
内頸静脈
胸鎖乳突筋

■視診—頸静脈

観察ポイント：右頸静脈の怒張
（臥位と45°ファウラー位）

評価：
〈45°のファウラー位／坐位〉
・怒張なし→正常
・頸静脈怒張→静脈圧上昇
　（右心不全による）

評価：
・〈臥位〉頸静脈怒張→正常
・怒張なし→静脈圧低下

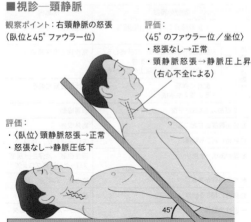

45°

動悸・不整脈

4 触診

■触診—頸動脈拍動

観察ポイント：
左右の頸動脈拍動の強さ，リズム
手順：
仰臥位で，1分間，片方ずつ左右
で行う
※圧をかけすぎないように注意
評価：
正常→大きい拍動で収縮期に同調

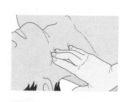

■触診—前胸部

観察ポイント：
4つの弁の領域を中心に，
隆起・膨隆・陥没の有無，
振戦（スリル）の有無と振幅，
大きさ，位置，範囲，強さ，
持続時間
手順：
母指の付け根，手掌で前胸
部全体を触診
評価：
胸骨左縁に隆起や膨隆→右
心室の過重な負荷
心尖部の陥没→心膜疾患

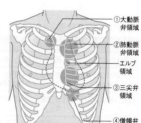

①大動脈
弁領域
②肺動脈
弁領域
エルブ
領域
③三尖弁
領域
④僧帽弁
領域

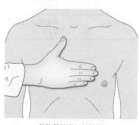

前胸壁拍動の触診例

35

■触診—心尖部拍動

観察ポイント：拍動の振幅，強さ，持続時間
手順：4本の指で心臓の位置を確認，示指および中指の先端で調べる

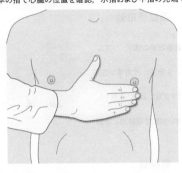

心尖拍動の異常所見

異常所見	原因
減弱または消失	肥満，肺気腫，低心拍出状態，心タンポナーデなど
正中より10cm以上左方に触知	左室拡大（心不全，拡張型心筋症，大動脈弁閉鎖不全症，僧帽弁閉鎖不全症など）
拍動の遅延・二峰性	左室肥大（大動脈弁狭窄症，閉塞性肥大型心筋症など）
拍動の増強	左室肥大（大動脈弁狭窄症，閉塞性肥大型心筋症など），左室拡大（拡張型心筋症，大動脈弁閉鎖不全症など），甲状腺機能亢進症，高度貧血，脚気心など
拍動が長い	左室肥大（大動脈弁狭窄症，閉塞性肥大型心筋症など）

動悸・不整脈

⑤ 打診

■打診―前胸部

観察ポイント：濁音（心臓部位）と清音（肺野）で心臓の外郭を推測

手順：①左腋窩線上から胸骨に向かい，第5肋間部を打診

　　　②片方の中指を伸ばし身体に軽く置き，もう片方の中指で，第1
　　　　～2関節の間を叩く

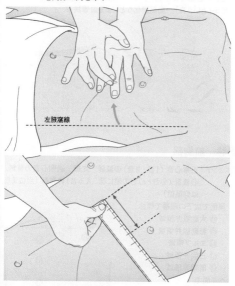

左腋窩線

評価：心臓の外郭が胸骨中央線上から10cm以上→左室肥大の可能性

動悸・不整脈

6 聴診

■聴診─頸動脈

観察ポイント：血管雑音の有無

手順：下顎角直下2cmの左右の頸動脈とその下方を聴診

評価：雑音なし→正常

　　　低調の連続性のbruit（ブルイ：血管雑音）［フュイフュイ・ビュイビュイという音］→動脈硬化などによる血管狭窄

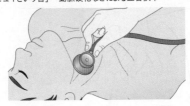

■聴診─前胸部

観察ポイント：正常心音（Ⅰ音・Ⅱ音）の減弱，亢進，過剰心音の有無，心雑音（心音と心音の間に聴こえる音）の有無（坐位または仰臥位）

手順：膜面で以下の順番で聴診

　　❶ 大動脈弁領域

　　❷ 肺動脈弁領域

　　❸ エルブ領域

　　❹ 三尖弁領域

　　❺ 僧帽弁領域

　　ベル面で

　　❹〜❺僧帽弁領域や三尖弁領域（心尖部）

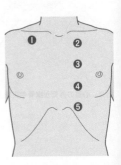

■聴診—心音（Ⅰ音・Ⅱ音）

> Ⅰ　音：房室弁（僧帽弁）の閉鎖音
> Ⅱ_A音：大動脈弁の閉鎖音
> Ⅱ_P音：肺動脈弁の閉鎖音

※頸動脈の触診ではⅠ音とともに拍動が発生，拍動の終わりに聴取されるのがⅡ音

房室弁

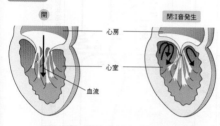

開　　　　　　　　　　　　　　　　　閉：Ⅰ音発生

心房
心室
血流

動脈弁

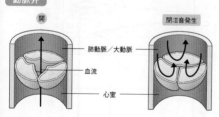

開　　　　　　　　　　　　　　　　　閉：Ⅱ音発生

肺動脈／大動脈
血流
心室

■部位による心音の大きさ

| 僧帽弁領域・三尖弁領域 | Ⅰ音＞Ⅱ音 |
| 肺動脈弁領域・大動脈弁領域 | Ⅰ音＜Ⅱ音 |

エルブ領域：Ⅰ音＝Ⅱ音

■聴診─心音のタイミング（正常）

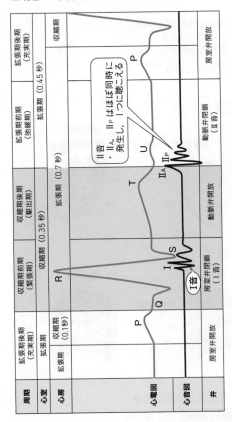

周期	拡張期後期（充実期）	収縮期前期（緊張期）	収縮期後期（駆出期）	拡張期前期（弛緩期）	拡張期後期（充実期）
心室	拡張期	収縮期（0.35秒）		拡張期（0.45秒）	
心房	収縮期（0.1秒）	拡張期（0.7秒）			
心電図					
心音図					
弁	房室弁開放	房室弁閉鎖（Ⅰ音）	動脈弁開放	動脈弁閉鎖（Ⅱ音）	房室弁開放

Ⅱ音・ⅡA、ⅡP はほぼ同時に発生し、1つに聴こえる

■聴診—異常心音

I音とII音の亢進と減弱

異常所見		原因
I音亢進		僧帽弁狭窄症・三尖弁狭窄症，PQ時間短縮（WPW症候群，LGL症候群），高心拍出状態（高度貧血，甲状腺機能亢進症，脚気心など）
I音減弱		僧帽弁閉鎖不全症，PQ時間延長，心嚢液貯留，低心拍出状態（拡張型心筋症など）
II音亢進	IIₐ亢進	大動脈弁閉鎖不全症 高血圧症
	IIₚ亢進	肺高血圧症 僧帽弁狭窄症 心房中隔欠損症 肺動脈弁閉鎖不全症
II音減弱	IIₐ減弱	大動脈弁狭窄症，低血圧症
	IIₚ減弱	肺動脈弁狭窄症

II音の分裂

分裂の特徴		主な疾患
生理的分裂： 吸気時にIIₚが遅れる		健常者
病的分裂： IIₐ～IIₚの間隔が呼気・吸気ともに幅広く分裂	IIₐが速い	僧帽弁閉鎖不全症，心室中隔欠損症
	IIₚが遅れる	肺動脈弁狭窄症，右脚ブロック
固定性分裂： IIₐ～IIₚの間隔が呼気・吸気によらず一定		心房中隔欠損症
奇異性分裂： IIₚがIIₐに先行，吸気時より呼気時に分裂が明瞭		大動脈弁狭窄症，左脚ブロック

■聴診─過剰心音（Ⅰ音・Ⅱ音以外）①

Ⅰ音とⅡ音以外の心音（過剰心音）

名称	聴診部位	特徴	主な疾患
Ⅲ音 （心室充満音）	心尖部 （左臥位で増強）	Ⅱ音より0.12～0.18秒遅れる低調性音，若年者では生理的，40歳以上では病的	頻脈，貧血，心不全，甲状腺機能亢進症，心室中隔欠損症，動脈管開存症，僧帽弁閉鎖不全症，大動脈弁閉鎖不全症
Ⅳ音 （心房音）	心尖部 （左臥位で増強）	Ⅲ音より遅れる，Ⅲ音よりさらに低調音，健常者では小児以外ほとんど聴かれない	心不全 高血圧性心疾患 肥大型心筋症 重症大動脈弁狭窄症
収縮期クリック	心尖部	収縮中期から後期に聴かれる高調音	僧帽弁逸脱症

Ⅲ音（心室充満音）　Ⅰ　Ⅱ　Ⅰ

Ⅳ音（心房音）　Ⅰ　Ⅱ　Ⅰ

収縮期クリック　Ⅰ　Ⅱ　Ⅰ

■聴診―過剰心音（Ⅰ音・Ⅱ音以外）②

Ⅰ音とⅡ音以外の心音（過剰心音）

名称	聴診部位	特徴	主な疾患
収縮期駆出音	第2肋間 胸骨右縁	Ⅰ音の直後に聴かれる 高調な短音	大動脈弁狭窄症 肺動脈弁狭窄症
房室弁開放音 （僧帽弁が臨床 的に重要）	心尖部	Ⅱ音のあとに聴かれる 高調音	僧帽弁狭窄症
心膜ノック音	心尖部	Ⅱ$_A$よりやや遅れ，Ⅲ 音より早期に聴かれる Ⅲ音よりやや高調音	収縮性心膜炎

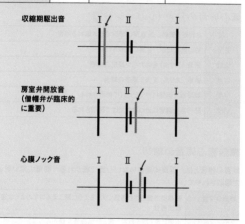

■聴診—心雑音の特徴

・心音（I音とII音）の間で聴かれる音
・心音よりも持続時間が長い
・音程（ピッチ）が高いほど病的
・心雑音の大きさは「レバインの分類」で分類される
・I音とII音を識別し，心雑音が収縮期か拡張期かを同定する
・重症例は聴診所見だけではなく振戦（スリル）が触れるかという触診所見も重要
・異常心音を伴うこともある
・異常がなくても聴取される場合がある（無害性雑音）

■心雑音の分類（レバイン分類）

I度	きわめて微弱．注意深い聴診で聴き取れる雑音
II度	弱い雑音だが，容易に聴取される
III度	振戦（スリル）を伴わない高度の雑音
IV度	振戦（スリル）を伴う高度の雑音
V度	聴診器を胸壁に当てただけで聴取される
VI度	聴診器を胸壁に近づけただけで聴取される

■無害心雑音の種類

無害心雑音とは，器質的異常のない心臓で聴かれる，胸壁の薄い若者で聴取されやすい

静脈コマ音	頸静脈で聴取される低くうなるように聴こえるコマのような連続性雑音
スティール (Still) 雑音	小児に多く聴かれる．第4肋間胸骨左縁から心尖部の収縮期に聴かれるブーンとうなるような雑音

■心雑音の種類（収縮期・拡張期）

	分類	機序	主な疾患
収縮期雑音	駆出性雑音（例：大動脈弁狭窄症）	収縮期に動脈弁を通して血液が駆出されるときに生じる	大動脈弁狭窄症，肺動脈弁狭窄症，心房中隔欠損症，心内膜床欠損症，肥大型心筋症
	逆流性雑音	高圧系から低圧系へ向かう異常血流により生じる	僧帽弁閉鎖不全症，三尖弁閉鎖不全症，心室中隔欠損症
拡張期雑音	房室弁雑音（例：僧帽弁狭窄症）	心室急速充満あるいは心房収縮により生じる	僧帽弁狭窄症（拡張期ランブル），三尖弁狭窄症，僧帽弁閉鎖不全症，動脈管開存症などによる相対的僧帽弁狭窄（カーリー・クームス雑音），大動脈弁閉鎖不全時に生ずる機能的僧帽弁狭窄（オースチン・フリント雑音）
	逆流性雑音（例：大動脈弁閉鎖不全症）	大血管から心室内へ，半月弁を血液が逆流する際に生じる	肺動脈弁閉鎖不全症，大動脈弁閉鎖不全症（灌水様雑音），肺高血圧によって生じる肺動脈弁閉鎖不全（グラハム・スティール雑音）

収縮期雑音

駆出性雑音（例：大動脈弁狭窄症）

逆流性雑音

拡張期雑音

房室弁雑音（例：僧帽弁狭窄症）

拡張期ランブル

逆流性雑音（例：大動脈弁閉鎖不全症）

Memo

第 3 章

頭痛

① 症状・評価

頭痛

症状・評価

■症状から疑われる生命リスクの高い疾患

アセスメントの項目		クモ膜下出血	脳出血	髄膜炎
頭痛の特徴	激烈な痛み（ハンマーで殴られた，頭がわれるような）	●		
	我慢できない激しい痛み		●	
	ズキズキする痛み			●
意識レベル	意識障害	●		
	進行性の意識障害		●	
随伴症状	悪心・嘔吐	●	●	
バイタルサイン	発熱			●
	脈拍の異常，呼吸障害	●		
	血圧の上昇		●	
眼症状	眼球の位置異常		●	
	対光反射，瞳孔不同		●	
神経症状	運動障害，運動麻痺	●		
	失語		●	
髄膜刺激症状	項部硬直	●		●

■一次性頭痛の種類と特徴

	片頭痛	緊張型頭痛	群発頭痛
部位	主に片側	両側，頭部後方，頭部上部，前額，側頭領域	片側，通常は眼の後方，周囲
痛みの特徴	拍動性で痛みの程度はさまざま	圧迫されるような，締め付けられるような痛み	差し込むような痛み（重度）
期間と頻度	4〜72時間，月に2，3回	数分〜数日，持続的	最高3時間
随伴症状	悪心・嘔吐，光・音過敏	肩・首の凝りなど，めまい	流涙，鼻水，縮瞳，眼瞼結膜充血
誘発因子	アルコール，特定の食品，緊張，月経，雑音，光	持続的な筋緊張	不明

■一次性頭痛と二次性頭痛の鑑別

臨床的な手がかり（SNOOP）

S Systemic symptoms or signs
全身性の症状・徴候：発熱，筋痛，体重減少

S Systemic disease
全身性疾患：悪性疾患，AIDS

N Neurologic symptoms or signs
神経学的症状や徴候

O Onset sudden
突然の発症

O Onset after age 40 years
40歳以降の発症

P Pattern change
パターンの変化：発作間隔が次第に短くなる進行性の頭痛，頭痛の種類の変化

※SNOOPにあてはまると二次性頭痛の可能性

■髄膜刺激症状の確認①

※頭痛や嘔吐，眼底のうっ血乳頭の3主徴を伴う
観察ポイント：抵抗，痛み

項部硬直
意識障害のある患者に行う
手順：両手で後頭部を抱え，ゆっくりと首を前屈させる
評価：髄膜刺激症状あり→持ち上げるときに明らかな抵抗や痛みがあり，
　　　下顎が前胸部につかない

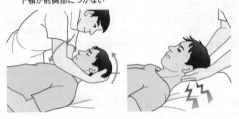

neck flexion test
意識障害がなく，自身で動かせる患者が対象
手順：坐位または臥位で，顎を前胸部につけるように前屈してもらう
評価：髄膜刺激症状あり→抵抗や疼痛で前屈できない

正常　　　　　　　　　　　　　　異常

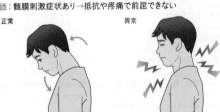

■髄膜刺激症状の確認②

ケルニッヒ徴候

手順：仰臥位で，膝関節を90°屈曲させ，膝関節をおさえながら下腿を伸展

評価：髄膜刺激症状あり→膝が自然と曲がり，検者が伸ばそうとしても抵抗が生じる

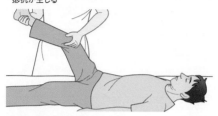

ブルジンスキー徴候

手順：仰臥位で，頭頸部をゆっくり前屈させる

評価：髄膜刺激症状あり→頭頸部を前屈させると，下肢が屈曲

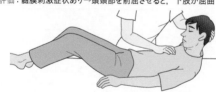

jolt accentuation

※とくに髄膜炎で有用な所見

手順：首を左右水平に振ってもらう

髄膜刺激症状あり→頭痛が増強

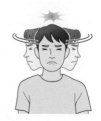

Memo

第 4 章

胸痛

① 症状・対応

胸痛

症状・対応

■胸痛の症状

観察ポイント：痛みの部位，性質，持続時間，発生と消失の関係

持続時間	痛みの特徴	随伴症状など	考えられる疾患
15分以下	圧迫感	ときに顎，左上肢の放散痛	狭心症
	圧迫感，労作性		大動脈弁狭窄症
30分以上	圧迫感，重篤感	発汗，嘔吐	急性心筋梗塞
	圧迫感	呼吸困難，下肢静脈炎，長期臥床	肺梗塞
	胸痛・背部痛，腰部の引き裂かれるような痛み，重篤感，痛みの変動	高血圧の既往	大動脈解離
	鋭い痛み	感冒様の前駆症状	急性心膜炎
数時間	灼熱感	食事と関係	消化性潰瘍
不定	不快感，早朝や臥位で悪化		食道炎
	肋骨化の表在痛，圧痛，呼気・体動が原因		肋間神経痛
	呼吸に伴う片側性の痛み	若いやせ型男性	気胸
	鋭い痛み，吸気・咳で悪化	胸膜摩擦音	胸膜炎
	症状不定，ほかの疾患と併発することもある		心臓神経症

　　　　　循環器疾患　　　　非循環器疾患

■緊急対応を要する胸痛

肺塞栓症	・突然の呼吸困難，胸痛などにより発見されることが多い ・そのほかの症状に血痰，喀血，チアノーゼ，意識障害など ・大量に詰まると急性肺性心，肺高血圧による右心不全からショック状態となる
急性心筋梗塞	・突然に前胸部を締め付けるような激痛が生じ30分以上継続 ・約半数の症例で発症前1か月以内に狭心症症状がみられる ・左肩・腕，背中，頸部に放散痛 ・冷や汗，悪心・嘔吐，胸痛などの胃腸症状を伴うこともある ・ニトログリセリン無効，モルヒネで軽減
大動脈解離	・解離による症状：突然の強烈な胸痛・背部痛．痛みは時間経過とともに腰部へ移行することがある． ・破裂による症状：出血性ショック，失神 ・そのほかの合併症の発症部位により呼吸困難，頭痛，めまい，麻痺など．

■OPQRST：問診のポイント

O	Onset	発生	急激か，緩徐か，労作との関係？
P	Provocation/ Palliation	増悪緩和	症状を軽減，または悪化させる要因は （安静，圧迫，体位，呼吸など）？
Q	Quality	性質	どのような痛みか（圧迫感，鋭い痛み， 圧痛）？
R	Region/ Radiation	部位や 放散痛	痛む部位はどこか？　上肢，頸などに放 散痛，移動は？
S	Severity	程度	10段階評価など
T	Time	時間経過	持続時間？変化は？過去に生じたことが あるか？

Memo

腹痛

腹痛

1 問診

■腹部のフィジカルアセスメントの手順

問診 ➡ 視診 ➡ 聴診 ➡ 打診 ➡ 触診

■問診

主訴	痛みの発生時期と持続時間	持続的→腹膜炎，血管病変など
		間欠的→腸閉塞，感染性腸炎，胆石
	痛みがなくなっている場合	激しい痛みが急に改善→胆石，尿路結石 排便や排ガスで改善→便秘，大腸炎，胃腸炎
	痛みの経過	突然の激しい痛み→腸閉塞，急性膵炎，消化管瘻孔，胆石急性胃腸炎，解離性大動脈瘤 徐々に痛みが悪化→虫垂炎
	痛みの部位	内臓痛→次ページ参照 痛みの部位が明確で体動により痛みが増強→体性痛（腹膜・腸間膜の痛み）
	痛みの質	焼けつくような鋭い痛み→消化管穿孔 背中に向かう激しい痛み→急性膵炎 差し込むような痛み→結石 お腹が張る→ガス・便・腹水の貯留，腫瘍，妊娠
	随伴症状	下痢→急性腸炎，食中毒 黄疸→胆石症，急性膵炎 血尿→尿路感染，尿路結石
既往歴	消化器系疾患の既往 家族に消化器系疾患既往者がいるか	
生活歴	分娩歴・月経周期 排便 食事（肉・魚介の摂取） 飲酒 ストレス	

腹痛

2 視診

■視診—腹部の観察ポイント

観察項目	ポイント	異常所見の例
皮膚の性状，静脈怒張の有無	・黄疸などの色素沈着，皮膚の病変，損傷，皮膚線条，発疹	・皮膚線条：肥満，妊娠，腹水貯留，クッシング症候群 ・静脈怒張：門脈圧亢進
腹部全体の輪郭と形状	・膨隆，膨満，不自然な凹凸がないか	・全体的な腹部膨満：イレウス，腹水の存在 ・臍周辺や側腹部の皮下出血は腹腔内大量出血や急性膵炎 ・膨隆：ヘルニア
腹部大動脈の拍動，腸の蠕動運動	・拍動が過剰でないか ・蠕動運動が過剰でないか	血管の過剰な拍動：腹部大動脈瘤 腸蠕動の亢進：腹膜炎の初期

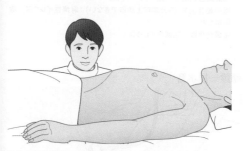

方法：患者の右側から，視線を腹壁の高さまで落として観察する

3 聴診

■聴診―腸蠕動音

観察ポイント：腸蠕動音の発生の間隔，減弱，消失，亢進，音調

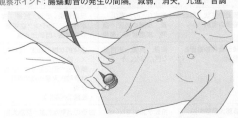

手順：腹部1か所に聴診器の膜面を軽く当て蠕動音を聴取
評価：正常→5～15秒間にやわらかい音を1回聴取
　　　腸蠕動音亢進：下痢，イレウスなど
　　　腸蠕動音消失（5分間以上聴取できない）：麻痺性イレウス，腹
　　　膜炎など
　　　金属音聴取→閉塞性イレウス

■聴診―振水音

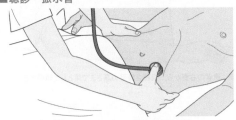

手順：聴診器を腹部に当てて，両手で側腹部を強く揺する
評価：振水音あり→イレウス（腸管内にガス貯留）

■聴診─血管雑音

観察ポイント：ビュイビュイ・フェイフェイといった血管雑音の有無

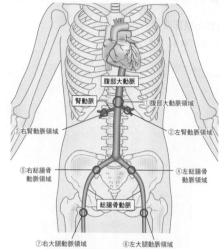

①腹部大動脈：臍と剣状突起を結んだ正中線か，やや左側
②③腎動脈：臍と剣状突起の中点付近で左右に分岐
④⑤総腸骨動脈：臍のあたりで分岐
⑥⑦大腿動脈：触診で部位を確認，浅い部位に存在する．強く押しつ
　　　　　　　けると雑音を生じるので注意

評価：腹部大動脈の雑音→腹部大動脈瘤，腹部大動脈狭窄
　　　腎動脈の雑音→腎動脈狭窄
　　　大腿動脈の雑音→閉塞性動脈硬化症

4 打診

■打診—腹部全体

観察ポイント：痛み，鼓音と濁音

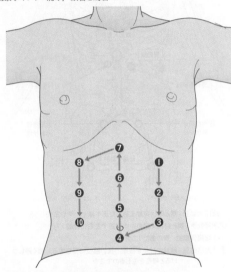

※事前に「痛かったら教えてください」と患者に声をかけておく

評価：鼓音か濁音が聴こえる

鼓音	ポンポンという高調音	胃腸管内にガスが貯留
濁音	重い，ひびかない低調な音	実質臓器，便や膀胱の尿の貯留，腫瘤の存在

■打診—腹水の有無

観察ポイント：鼓音と濁音の変化

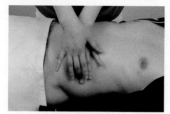

腹水の有無を調べるために，臍のあたりから脇腹に
かけて打診し，鼓音から濁音に変わる境界を調べる

打診音の境界の移動

仰臥位

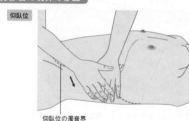

仰臥位の濁音界

側臥位

左側臥位の濁音界

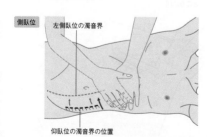

仰臥位の濁音界の位置

患者に左側臥位になってもらい，臍のあたりから脇腹にかけて打診し，濁音界を
調べる．腹水があれば仰臥位で確認した境界と側臥位での境界が移動する

■打診—肝腫大の同定

観察ポイント：鼓音と濁音の変化

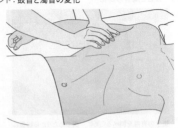

1 右鎖骨中線上を上から下に向かって打診．鼓音から濁音に変わるところに印

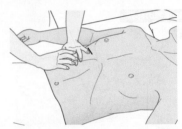

2 下から上に向かって打診．鼓音から濁音に変わるところに印

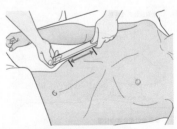

3 1と2の間の長さを測定．12cm以下であれば肝臓の腫大は否定的

■打診—脾腫大の同定

観察ポイント：濁音の有無

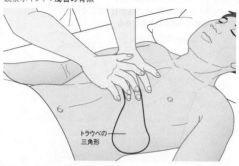

トラウベの三角形

手順：トラウベ（Traube）の三角形（左第6肋骨，左肋骨弓下縁，前腋窩線に囲まれた部位）をまんべんなく打診

評価：鼓音→脾腫大は否定的
　　　濁音→さらに触診を行う

■叩打診—肝臓・脾臓・腎臓

観察ポイント：叩打痛の有無（表情も確認）

肝臓の叩打診（右肋骨弓部）

手順：①右側腹部肋骨上に手掌を置く
　　　②もう一方の手で置いた手を叩打（左右で行う）

評価：叩打痛あり→腫大や炎症がある

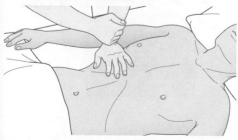

手順：①トラウベの三角形に手掌を置く
　　　②もう一方の手で置いた手を叩打（左右で行う）
評価：叩打痛あり→腫大や炎症がある

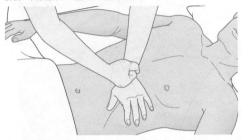

腎臓の叩打診

手順：肋骨脊柱角（CVA）の位置を叩打し，痛みの有無を確認する
評価：叩打痛あり→腫大や炎症がある

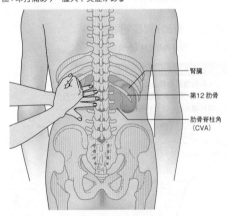

腎臓

第12肋骨

肋骨脊柱角
（CVA）

腹痛

5 触診

■触診—浅い触診

観察ポイント：腹壁の緊張や硬直，筋性防御

手順：深呼吸させ，手が沈むくらいの圧迫のみ加える（1cm以上圧迫しない）

評価：圧痛・筋性防御がある→腹壁表面の異常，高度の腹腔内炎症，腸管の炎症など

※疼痛部位は最後に行う

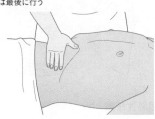

■触診—深い触診

観察ポイント：臓器の構造，大きさ，緊張度，圧痛の有無，深部の腫瘤の有無と性状

手順：両手を使い腹部全体を触診．利き手を下にして触診に集中させ，押し下げながら両手を引く

評価：腫瘤がある→位置，大きさ，形，可動性，表面の性状，硬さ，圧痛の有無，拍動性や波動性の有無を観察

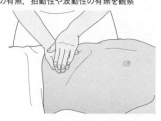

■触診─肝下縁

観察ポイント：腫大・腫瘤の有無，硬さ
手順：①肝臓を持ち上げるようにする
　　　②患者に腹式呼吸をさせ，呼気にあわせ右季肋部に当てた手を
　　　　頭方向に力を加える
　　　③吸気に合わせて腹部の持ち上がりにすこし遅れながら右手を上
　　　　げる．右肝下縁が下がったとき指先に触れる

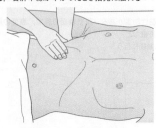

■触診─限局性圧痛

観察ポイント：限局した圧痛の有無
手順：心窩部〜季肋部を指で圧迫
評価：心窩部の圧痛→胃潰瘍，十二指腸潰瘍
　　　季肋部痛→骨折

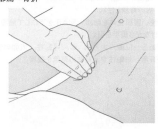

■触診─腹膜刺激症状①

観察ポイント：腹膜炎に伴う腹部症状の有無

徴候	方法
筋性防御	・壁側腹膜に炎症が及び，触診で腹壁に硬く触れる
筋硬直	・さらに炎症が進行すると腹筋が緊張しつづけ，腹壁が板状に触れる現象（板状硬）

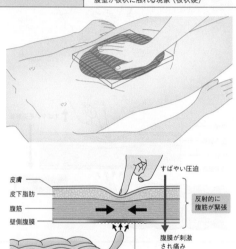

皮膚
皮下脂肪
腹筋
壁側腹膜

すばやい圧迫

反射的に腹筋が緊張

腹膜が刺激され痛み

壁側腹膜に炎症

徴候	方法
反跳痛 （ブルンベルグ徴侯， Blumberg sign）	・手の平で腹壁をゆっくり圧迫し，急にはなした ときに強い疼痛を感じる

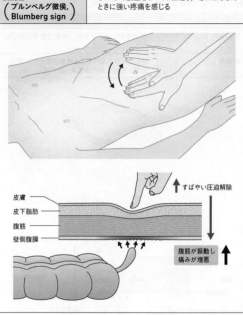

皮膚
皮下脂肪
腹筋
壁側腹膜

すばやい圧迫解除

腹筋が振動し
痛みが増悪

■脳神経の機能と主な異常所見

脳神経	機能	主な異常所見
第I（嗅神経）	嗅覚	嗅覚脱失（無臭症），幻臭
第II（視神経）	視覚	視力障害，視野障害
第III（動眼神経）	眼球運動	眼瞼下垂，複視，瞳孔不同・散大
第IV（滑車神経）	眼球運動	内下方注視障害
第V（三叉神経）	顔面の感覚，顎の運動	顔面の感覚障害，咀しゃく筋の運動障害
第VI（外転神経）	眼球運動	外側への眼球運動障害
第VII（顔面神経）	顔面の運動	顔面麻痺，閉眼不能，水を飲ませると口角から漏れる
第VIII（聴神経）	聴覚—平衡覚	難聴，耳鳴，めまい
第IX（舌咽神経）	咽頭の運動	味覚障害，唾液分泌障害
第X（迷走神経）	咽頭と喉頭の運動，内臓器官の統御	嚥下障害，カーテン徴候（p.121参照），鼻声，嗄声（させい）
第XI（副神経）	肩と頭部の運動	斜頸
第XII（舌下神経）	舌の運動	舌の偏り，嚥下障害，構音障害

脳神経の覚え方の例

> 嗅いで視て動く滑車が三外転
> 顔聴く舌は冥福した
> 　　（迷副舌）

Memo

79

神経系のフィジカルアセスメント

2 眼球・対光反射

■眼球偏位

観察ポイント：まっすぐの方向をみたとき（正中視）の眼球の位置

共同偏位（両眼が一方をにらむように偏位）
病側の偏位→被殻出血・前頭葉の障害
健側の偏位→脳幹部の障害，小脳出血，傍正中橋網様体（PPRF）の障害

斜偏位（片側は内下方，片側は外上方）→中脳から延髄まで広範囲の脳幹病変

内下方偏位（両目が鼻先を見るように偏位）→視床出血

片眼の外下方偏位→第Ⅲ脳神経（動眼神経）障害（頭部外傷，脳の動脈瘤，脳腫瘍，糖尿病）

※正中視では正常であっても眼を動かすと異常が出現する場合もある

■共同注視運動

共同注視運動のテスト方法

観察ポイント：目の共同運動，複視，眼振の有無

手順：①患者の顔から50cmほどの距離で，示指を立てる

　　　②示指の動きを目で追うように指示

　　　③下図1〜6の方向で指を動かす

　　　④それぞれ方向の端で指を止めて視線を止めさせ，観察

正常：両眼ともに顔を動かさずに指先を眼で追える

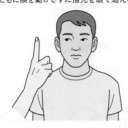

1 遠く右へ

外直筋(第Ⅵ)　　　内直筋(第Ⅲ)

2 右から上方へ

上直筋(第Ⅲ)　　　下斜筋(第Ⅲ)

3 右の下方へ

下直筋(第Ⅲ)　　　上斜筋(第Ⅳ)

4 中央→遠く左へ

内直筋(第Ⅲ)　　　外直筋(第Ⅵ)

5 左から上方へ

下斜筋(第Ⅲ)　　　上直筋(第Ⅲ)

6 左の下方へ

上斜筋(第Ⅳ)　　　下直筋(第Ⅲ)

第Ⅲ…動眼神経，第Ⅳ…滑車神経，第Ⅵ…外転神経

■共同注視障害

外眼筋の種類と機能・脳神経支配

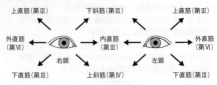

上直筋(第Ⅲ)　　下斜筋(第Ⅲ)　　　　　　上直筋(第Ⅲ)

外直筋　　　　　　内直筋　　　　　　　外直筋
(第Ⅵ)　　　　　　(第Ⅲ)　　　　　　　(第Ⅵ)

下直筋(第Ⅲ)　　上斜筋(第Ⅳ)　　　　下直筋(第Ⅲ)

右眼　　　　　　　　　左眼

脳神経障害がある場合の眼球運動例

第Ⅳ脳神経（滑車神経）麻痺
（左方の麻痺の場合）

＜下そして右をみる＞
左眼は内側を向くと
下方へは動かない

第Ⅵ脳神経（外転神経）麻痺
（左方の麻痺の場合）

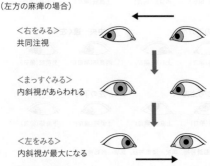

＜右をみる＞
共同注視

＜まっすぐみる＞
内斜視があらわれる

＜左をみる＞
内斜視が最大になる

原因：頭部外傷，腫瘍，糖尿病，多発性硬化症，髄膜炎，神経に関
　　　与する動脈の閉塞，頭蓋内圧の上昇

■眼振（眼球振盪，ニスタグムス）

眼球が一方向に一定のリズムで反復する不随意運動をすること

← 眼振の方向

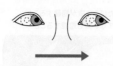

→ 視線目標の方向

種類	眼振の特徴		障害部位
水平性眼振	眼振の方向が一定		聴神経（第Ⅷ）
	注視する方向に出現	単眼性眼振 外転眼のみに生じる眼振	橋
		ブルンス（Bruns）眼振 患側の側方注視：振幅大，頻度小 健側の注視：振幅小，頻度大	小脳橋角部
垂直性眼振	下眼瞼向き眼振		延髄下部
	上眼瞼向き眼振		小脳
回旋性眼振	定方向性		延髄
	水平回旋混合性眼振		末梢前庭系（三半規管，前庭神経）

Memo

■対光反射の確認

観察ポイント：直接反射と間接反射の有無と速さ
※同時に瞳孔の大きさ，左右の眼球偏位もみるとよい

・直接反射：光を当てたほうの眼が縮瞳すること
・間接反射：光を当ててない眼も縮瞳すること

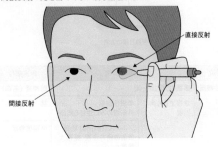

意識障害がある場合：眼底に光を入れる

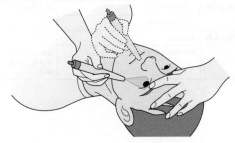

■対光反射の評価

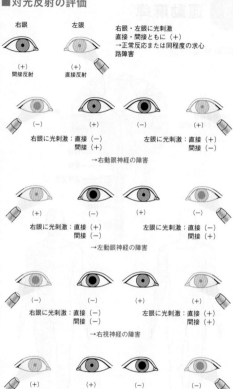

右眼　　　　左眼

(+)　　　　(+)
間接反射　　直接反射

右眼・左眼に光刺激
直接・間接ともに（＋）
→正常反応または同程度の求心
路障害

(−)　　　(+)　　　(−)　　　(+)

右眼に光刺激：直接（−）
　　　　　　　間接（＋）

左眼に光刺激：直接（＋）
　　　　　　　間接（−）

→右動眼神経の障害

(+)　　　(−)　　　(+)　　　(−)

右眼に光刺激：直接（＋）
　　　　　　　間接（−）

左眼に光刺激：直接（−）
　　　　　　　間接（＋）

→左動眼神経の障害

(−)　　　(−)　　　(+)　　　(+)

右眼に光刺激：直接（−）
　　　　　　　間接（−）

左眼に光刺激：直接（＋）
　　　　　　　間接（＋）

→右視神経の障害

(+)　　　(+)　　　(−)　　　(−)

右眼に光刺激：直接（＋）
　　　　　　　間接（＋）

左眼に光刺激：直接（−）
　　　　　　　間接（−）

→左視神経の障害

3 運動麻痺

■運動麻痺の型①

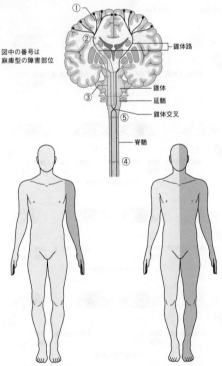

図中の番号は
麻痺型の障害部位

錐体路
錐体
延髄
錐体交叉
脊髄

①単麻痺:
　一側の上肢または下肢のみの麻痺
　原因:対側運動野または頸部以下の
　　　　同側脊髄障害,末梢神経障害

②片麻痺:
　一側の上下肢麻痺
　原因:対側の錐体路病変

86

■運動麻痺の型②

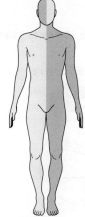

③交代性片麻痺：
一側の片麻痺と反対側
の脳神経麻痺
原因：脳幹障害

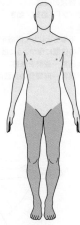

④対麻痺：
両側下肢の麻痺
原因：脊髄障害

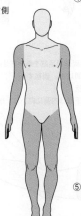

⑤四肢麻痺：
両側上下肢の麻痺
原因：両側大脳，脳幹，
頸髄の障害

■脳卒中が原因の運動麻痺①

バレー徴候の確認

観察ポイント：姿勢，動き

<上肢>

手順：手掌を上にして両腕を前方に水平に挙上，閉眼させて，そのままの位置に保つように指示

評価：正常→姿勢を維持
　　　異常→麻痺側の上肢は内側に向いて，徐々に下降する

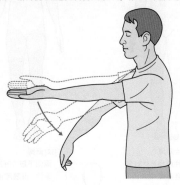

<下肢>

手順：うつ伏せにして，両側の足底を挙上させ，両足は互いに接しないようにする．1分間以上，観察する

評価：正常→姿勢を維持
　　　異常→麻痺側の下肢は内側に向いて，徐々に下降する

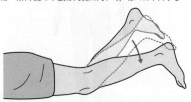

■脳卒中が原因の運動麻痺②

ミンガッツィーニ徴候の確認

観察ポイント：姿勢，動き

手順：仰臥位で両下肢を拳上させ，そのままの位置に保つように指示

評価：正常→姿勢を維持

異常→麻痺側の下肢はゆっくり下降

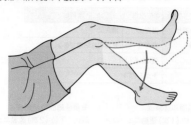

第5指徴候

観察ポイント：小指の動き

手順：手掌を下にして両腕を水平に拳上，そのままの位置に保つように
　　　指示

評価：正常→姿勢を維持

異常→麻痺側の小指が外側に開く

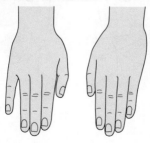

4 神経麻痺

■顔面神経麻痺（中枢性と末梢性）

観察ポイント：顔面の額のしわ寄せ，閉眼動作，鼻唇溝，口角の状態

	中枢性	末梢性
額のしわ寄せ	温存①	消失②
閉眼動作	温存③	完全には閉眼できない（④）
鼻唇溝	浅くなる（⑤）	
口角	下がる（⑥）	

中枢性顔面神経麻痺
原因：上位（1次）運動ニューロン
　　　の障害（脳血管障害など）

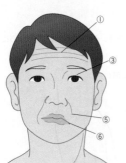

末梢性顔面神経麻痺
原因：下位（2次）運動ニューロン
　　　の障害（ベル麻痺，ギラン・
　　　バレー症候群）

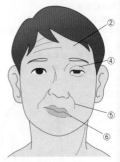

■顔面神経麻痺でみられる特徴

ベル現象
完全に閉眼することができず，上転した眼球結膜がみえる

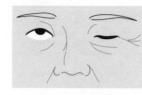

睫毛徴候陽性
強く閉眼したときに障害側の睫毛が埋没しないで残る

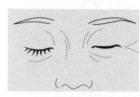

下部顔面筋の試験
手順：歯を出して「イー」と言わせる
評価：陽性→口角は健側に引かれ，障害側の鼻唇溝は浅くなる

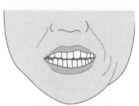

口唇閉鎖力の試験
手順：頬を膨らますように指示し，膨らんだ頬を指で押す
評価：陽性→障害側の口角から空気が漏れる

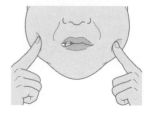

Memo

第 **7** 章

各種障害の
フィジカル
アセスメント

1 意識障害

■身体所見と考えられる疾患・病態

呼吸	異常呼吸→脳幹障害（部位の推測），代謝性疾患，呼吸器疾患
血圧	高血圧→頭蓋内圧亢進，頭蓋内病変，痙攣，内分泌機能亢進，尿毒症
	低血圧→ショック，内分泌機能低下，脱水症
脈拍	徐脈→頭蓋内圧亢進，アダムス・ストークス症候群※
	頻脈→脳ヘルニア，代謝性疾患※※，感染症，ショックなど
	不整脈→脳ヘルニア，心不全，肺塞栓
体温	低体温→循環不全，中毒，低血糖
	高体温→感染性（脳炎，髄膜炎など），その他の全身性疾患
髄膜刺激症状	〈p.50参照〉
眼底所見	乳頭浮腫→頭蓋内圧亢進
	網膜前出血→クモ膜下出血
瞳孔	〈p.85参照〉
眼球の位置	〈p.80参照〉
眼球運動	〈p.81参照〉
姿勢異常	除脳硬直→脳幹とくに中脳の障害〈p.96参照〉
	除皮質硬直→大脳半球両側の障害，除脳硬直の前段階として出現〈p.96参照〉
運動麻痺・病的反射	〈p.86，114参照〉

※アダムス・ストークス症候群：急に起こった激しい徐脈や頻脈のために，脳への血流低下・途絶により脳の酸素不足をきたした状態．他にめまい，痙攣などの症状
※※代謝性疾患：糖尿病，肝不全，腎不全，電解質異常（低Na，高Ca），ビタミンB₁欠乏など

【その他の意識障害の原因】
精神神経系疾患：せん妄，解離性障害・身体表現性障害（ヒステリー），過換気症候群など

■瞳孔の正常・異常と障害部位

正常
- 3〜4mm
- 左右の大きさが同じ

両側縮瞳（軽度）
- 2〜3mm
- 対光反射（＋）
- 低血糖などの代謝異常，あるいは間脳障害

両側縮瞳（重度）
- 2mm以下
- 橋出血，脳幹部梗塞，麻薬などの中毒

中間位
- 4〜5mm
- 形は不正円形
- 対光反射（−）
- 中脳障害

両側散瞳
- 5〜6mm
- 対光反射（−）であれば，重度の低酸素状態
- 対光反射（＋）であれば，交感神経作動薬の可能性

瞳孔不同
- 左右差が0.5mm以上ある
- 動眼神経麻痺

※瞳孔に左右差がある場合やはっきり測定できない場合は，左右ともに測定する

■視診—姿勢異常

除脳硬直

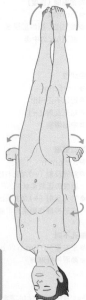

上下肢：過伸展
前腕：回内
手関節：屈曲、下肢：内旋、足関節：底屈
原因：脳幹、特に中脳の徴候 ＝重篤の徴候

除皮質硬直（両側）

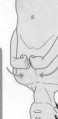

肩：内転
肘・手首：屈曲
下肢：伸展
足関節：底屈
原因：脳ヘルニアなど、大脳半球両側の障害
脳腫瘍の前段階としてあらわれる場合、除脳硬直の前段階としてあらわれる場合もある

※これらは痛み刺激であらわれるが、障害が進行すると痛みがなくても近い姿勢をとる

96

■ Japan Coma Scale（JCS，3-3-9度方式）

Ⅰ 刺激しなくても覚醒している状態

1 だいたい意識清明だが，いまひとつはっきりしない
2 見当識（時，場所，人の認識）障害がある
3 自分の名前，生年月日が言えない

Ⅱ 刺激すると覚醒し，刺激をやめると眠り込む状態

10 普通の呼びかけで容易に開眼する
　　指示（たとえば右手を握り，離せ）に応じ，言葉も出るが間違いも多い
20 大きな声，または身体を揺さぶることにより開眼する
　　簡単な命令に応じる（たとえば手を握る，離す，など）
30 痛み刺激を加えつつ呼びかけを繰り返すとかろうじて開眼する

Ⅲ 刺激をしても覚醒しない状態

100 痛み刺激に対し，払いのけるような動作をする
200 痛み刺激で，すこし手足を動かしたり顔をしかめる
300 痛み刺激に反応しない

※以下の状態があれば，付加する
　R：restlessness（不穏），I：incontinence（失禁），
　A：akinetic mutism（無動無言），apallic state（自発性喪失）
　JCS 200-IRなどと表記する

■ Glasgow Coma Scale（GCS）

E 開眼（eye opening）	
自発的に開眼する	4
呼びかけにより開眼する	3
痛み刺激により開眼する	2
開眼しない	1

V 言葉による応答 （best verbal response）	
見当識あり	5
混乱した会話	4
混乱した言葉	3
理解できない声	2
発語なし	1

M 運動による応答 （best motor response）	
命令に従う	6
痛み刺激部に手足を運ぶ	5
痛み刺激から逃げる	4
痛み刺激で四肢の異常屈曲	3
四肢伸展	2
全く動かない	1

※GCS E4V2M3合計9点などと表記する
※正常ではE，V，Mの合計が15点，深昏睡では3点となる

■小児の意識障害

小児用 Japan Coma Scale （小児用 JCS，3-3-9度方式）

I 刺激しなくても覚醒している状態

1 あやすと笑う，ただし不十分で声を出して笑わない
2 あやしても笑わないが，視線が合う
3 母親と視線が合わない

II 刺激をすると覚醒する

10 飲物をみせると飲もうとする，あるいはニップルをみせるとほしがって吸う
20 呼びかけをすると開眼して目を向ける
30 呼びかけを繰り返すとかろうじて開眼する

III 刺激しても覚醒しない状態

100 痛み刺激に対して払いのける動作をする
200 痛み刺激で手足をすこし動かしたり顔をしかめる
300 痛み刺激に反応しない

※意識レベルの評価をする際は，母親との反応を重視する

小児用 Glasgow Coma Scale （小児用GCS）

E 開眼 (eye opening)

自発的に開眼する	4
呼びかけにより開眼する	3
痛み刺激により開眼する	2
開眼しない	1

V 言葉による応答 (best verbal response)

理由ある啼泣，喃語～ おしゃべり，見当識あり	5
啼泣～混乱した会話	4
混乱した啼泣～言語	3
うめき～発声のみ	2
発語なし	1

M 運動による応答 (best motor response)

正常な自発運動	6
触れると逃げる	5
痛み刺激から逃げる	4
四肢の異常屈曲	3
四肢の異常伸展	2
動かない	1

■鎮静スケール─RASS

（Richmond agitation-sedation scale）

使用法

ステップ1

30秒間患者を観察する．視診のみでスコア0から+4を判定する

ステップ2

①大声で名前を呼ぶか，開眼するように言う

②10秒以上アイコンタクトができなければ①を繰り返す．①の2項目（呼びかけ刺激）からスコア-1から-3を判定する

③動きが見られなければ，肩を揺するか，胸骨を摩擦する．これら（身体刺激）によりスコア-4から-5を判定する

スコア	状態	判定法	
+4	好戦的な	明らかに好戦的な，暴力的な，スタッフに対する差し迫った危険	
+3	非常に興奮した	チューブまたはカテーテルを自己抜去（攻撃的な）	
+2	興奮した	頻繁な意図しない体動，人工呼吸器のファイティング	
+1	落ち着きのない	不安で絶えずそわそわしている．しかし，攻撃的や活発な動きはない	
0	意識清明で落ち着いている		
-1	傾眠状態	完全に清明ではないが，呼びかけに，10秒以上の開眼およびアイコンタクトで応答する	呼びかけ刺激
-2	軽い鎮静状態	呼びかけに10秒未満のアイコンタクトで応答する	
-3	中等度鎮静	呼びかけに動き，または開眼で応答するが，アイコンタクトなし	
-4	深い鎮静状態	呼びかけに無反応．しかし，身体刺激で動きまたは開眼する	身体刺激
-5	昏睡	呼びかけにも，身体刺激にも無反応	

■意識障害をきたす主な原因

脳神経系	頭部外傷（脳挫傷，硬膜外血腫，硬膜下血腫），脳血管障害，感染症（髄膜炎，脳炎，脳膿瘍），脳腫瘍，てんかん重責発作など
循環器系	アダムス・ストークス症候群，心不全，急性心筋梗塞など
呼吸器系	気管支喘息，肺炎など
代謝性	糖尿病，肝不全，腎不全，電解質異常（低 Na，高 Ca），ビタミン B_1 欠乏など
中毒	鎮静薬，睡眠薬，農薬，アルコール，一酸化炭素など
精神神経系	せん妄，ヒステリー，過換気症候群など
その他	ショック，低体温，高血圧性脳症，低酸素脳症，熱中症など

※アダムス・ストークス症候群：急に起こった激しい徐脈や頻脈のために，脳への血流が低下，あるいは途絶によって脳の酸素不足をきたした状態をいう．意識障害，めまい，痙攣などを起こす

■意識障害時の異常呼吸

	異常呼吸	病巣部位
過換気	中枢性反射性過呼吸	視床下部ー中脳ー橋上部の病変 神経原性肺浮腫
	代謝性アシドーシスによる過換気（クスマウルの大呼吸）	糖尿病性ケトアシドーシス，高浸透圧高血糖非ケトン性昏睡，尿毒症，メチルアルコール中毒
	原発性呼吸性アルカローシス（＋代謝性アシドーシス）による過換気	肝性昏睡，敗血症，サリチル酸中毒
低換気	中枢性肺胞性低換気	延髄の病変，モルヒネ，バルビタール中毒
	呼吸性アシドーシスにおける低換気（肺不全）	慢性肺疾患，神経筋疾患
	先天性中枢性肺胞低換気症候群	延髄ー脊髄上部の病変

■意識障害時の不規則呼吸

不規則呼吸	病巣部位
チェーン・ストークス呼吸	両側大脳半球・間脳の病変（両側性脳梗塞），代謝脳症，高血圧性脳症，尿毒症，脳低酸素症を生じる高度の心不全など <短い周期のチェーン・ストークス呼吸> 脳幹被蓋の病変，頭蓋内圧の高度亢進，後頭蓋窩の占拠性病変（小脳出血など）
持続性吸息呼吸	橋中部－延髄上部被蓋の病変（脳底動脈閉塞による橋梗塞），低血糖，無酸素症，重症髄膜炎
群発呼吸	橋下部－延髄上部被蓋の病変
失調性呼吸	延髄背内側網様体の病変
ビオー呼吸	髄膜炎，脳炎の末期

2 感覚障害

■知覚の種類

種類	例	知覚の発信と経路
表在知覚	触覚，痛覚，温度覚	皮膚や粘膜からの知覚
深部知覚	運動覚，位置覚，振動覚，圧覚	筋肉，骨膜，関節からの知覚
複合知覚	2点識別，立体認知	表在感覚と深部感覚を統合して感覚の認識と識別を行う頭頂葉経由の知覚
内臓知覚	空腹感，腹痛，陣痛	内部臓器からの知覚
特殊知覚	視覚，聴覚，味覚，嗅覚	脳神経を経由する知覚

■表在知覚の評価①

観察ポイント：感覚の鈍麻・消失・過敏，左右差の有無

触覚
手順：毛筆の先で皮膚表面に軽く触れる．左右の前腕，下腿で行う．触れたらすぐに「はい」と答えてもらう

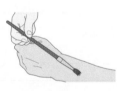

痛覚
手順：つまようじを皮膚に軽くあてる．痛みがわかった段階で答えてもらう
異常なほど強い不快な痛みがある→視床障害がある可能性

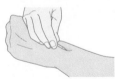

※触覚，痛覚ともおよその鈍麻の程度を示す
正常を10／10とする（例）5／10

■表在知覚の評価②

温度覚

手順：試験管に入れた冷水（10℃位），温水（40〜45℃）のどちらか
　　　を皮膚にあてる
　　　冷たいか，温かいか答えてもらう

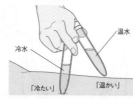

■深部知覚の評価（ロンベルグ徴候）

観察ポイント：開眼中・閉眼後のふらつき

手順：両足をそろえ立位にする

評価：開眼中からふらつきがある→小脳機能障害の可能性
　　　閉眼したときにふらつきがある→脊髄後索の障害

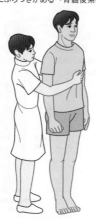

■感覚障害の分布①

単一末梢神経障害
単一神経領域に一致した境界の明らかな感覚障害

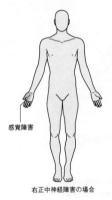

感覚障害

右正中神経障害の場合

手袋・靴下型感覚障害
多発性ニューロパチー（末梢神経障害）による，手や足の末梢に特に強い触覚・痛覚・温度覚障害

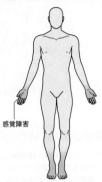

感覚障害

多発性ニューロパチーの場合

**ブラウン・セカール
（Brown-Séquard）症候群**
脊髄半側障害による，同側の病変レベル以下の運動麻痺，深部覚障害と反対側の温痛覚脱失

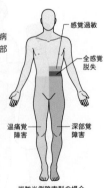

感覚過敏

全感覚脱失

温痛覚障害

深部覚障害

脊髄半側障害型の場合
（障害側：左）

■感覚障害の分布②

サドル型（騎跨型）感覚消失

脊髄円錐障害による仙髄領域の感覚障害

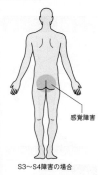

感覚障害

S3〜S4障害の場合

脊髄後索障害

深部覚，触覚の障害．温痛覚は保たれる

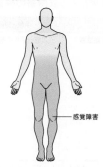

感覚障害

顔面を含む半身の感覚障害

一側大脳の感覚野，視床の障害

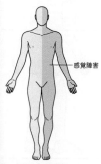

感覚障害

大脳性感覚障害型

ワレンベルグ（Wallenberg）症候群

延髄外側梗塞による，病変と同側の顔面の感覚障害と反対側の半身の感覚障害

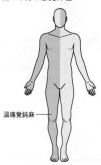

温痛覚鈍麻

交代性半身感覚障害型

③ 歩行・起立障害

■歩行・起立障害の検査①

	手順と評価	図
片足立ち	不可能→下肢の筋力低下	
しゃがみ立ち	しゃがんだ状態から手の支えを使わず立ち上がらせる 不可能→下肢の近位筋群の低下	
マン (Mann) 試験	前の足のかかとに後ろの足のつま先をつけて一直線に立ち, 立位を保持 不可能→小脳障害などによる体幹失調	

■歩行・起立障害の検査②

	手順と評価	図
つま先歩き	下肢の筋力低下が疑われるときに行う 不可能→腓腹筋麻痺	
かかと歩き	下肢の筋力低下が疑われるときに行う 不可能→前脛骨筋麻痺	
継ぎ足歩行	一直線上をつま先にもう一方の足のかかととをつけるようにして歩かせる 不可能→歩行運動失調	
押し試験	足を肩幅に広げて立ち，検者が肩を前方または後方にひき，バランスが保てるかみる 不可能→パーキンソニズムなどによる姿勢反射障害	

■歩行・起立型と障害部位①

歩行・起立の型	障害
ガワーズ（Gowers）徴候 蹲踞（そんきょ）から立ち上がる際に両手で足首〜膝をつかみながら徐々に立ち上がる	下肢近位部の筋力低下
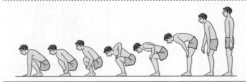	
痙性片麻痺歩行 痙性片麻痺のある側は、足は伸展し、つま先は垂れていることが多い．健側の足を軸に、麻痺側を外旋させるような歩行	脳血管障害などの一側の上位運動ニューロン障害
痙性対麻痺歩行 膝を伸ばしたままあまり足を上げずに内反尖足で歩行	痙性脊髄麻痺など両側の上位運動ニューロン障害

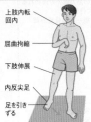

上肢内転回内
屈曲拘縮
下肢伸展
内反尖足
足を引きずる

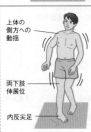

上体の側方への動揺
両下肢伸展位
内反尖足

■歩行・起立型と障害部位②

歩行・起立の型	障害
パーキンソン歩行 ・前傾姿勢で膝を曲げた小刻み歩行 ・歩き始めや方向転換時に足がすくみ，前に踏み出せない ・徐々に歩幅が狭くなり，駆け足のようになる ・急に立ち止まれず，前方に突進	大脳基底核の障害

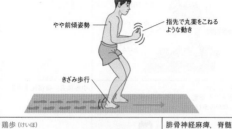

やや前傾姿勢

指先で丸薬をこねるような動き

きざみ歩行

| 鶏歩 (けいほ)
垂れ足を代償するために足を異常に高く持ち上げて歩く | 腓骨神経麻痺，脊髄灰白質炎 (ポリオ) など |

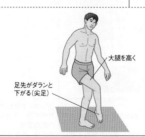

大腿を高く

足先がダランと下がる (尖足)

■歩行・起立型と障害部位③

歩行・起立の型	障害
動揺歩行 腰と上半身を左右に振って歩行 胸がそりかえる 腹を出す 骨盤を振る 大腿を持ち上げる	進行性筋ジストロフィー
失調性歩行 歩き方が不安定，両足を大きく開き，上体を揺らしながら歩行 上体を揺らしながら，酔っぱらいのように歩く	小脳障害，脊髄後索障害
間欠性跛行 (はこう) 歩行を続けると下肢の痛みのため休みながらの歩行となる 神経性の間欠性跛行では，座位や前傾姿勢により再び歩くことができるなど，姿勢が症状に関係する	血管性：下肢動脈の慢性閉塞性病変，下部胸髄・腰髄の血流障害 神経性：腰部脊柱管狭窄症

■運動失調症の種類

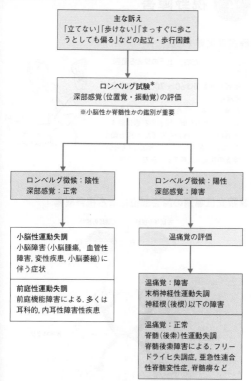

主な訴え
「立てない」「歩けない」「まっすぐに歩こうとしても偏る」などの起立・歩行困難

ロンベルグ試験*
深部感覚(位置覚・振動覚)の評価

※小脳性か脊髄性かの鑑別が重要

ロンベルグ徴候：陰性
深部感覚：正常

小脳性運動失調
小脳障害(小脳腫瘍, 血管性障害, 変性疾患, 小脳萎縮)に伴う症状

前庭性運動失調
前庭機能障害による. 多くは耳科的, 内耳性障害性疾患

ロンベルグ徴候：陽性
深部感覚：障害

温痛覚の評価

温痛覚：障害
末梢神経性運動失調
神経根(後根)以下の障害

温痛覚：正常
脊髄(後索)性運動失調
脊髄後索障害による. フリードライヒ失調症, 亜急性連合性脊髄変性症, 脊髄癆など

*ロンベルグ試験(p.103 参照)
両足をそろえて立った状態で, 目を閉じたときに, しばらくすると身体が揺れて立っていられなくなることをロンベルグ徴候陽性とする.

4 視野障害

■視野検査（対座法）

観察ポイント：左右，上下の見える範囲

手順：

①患者と検者間は60〜70cmで向き合って座る

②右眼の検査の場合，検者の左眼を見つめさせ患者の左眼と検者の右眼は隠す

③検者は視野の外から立てた示指を動かす．指先が見えたところで合図してもらい，検者の視野と比較する．左右上下施行

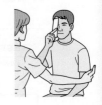

■視覚伝導路の障害部位による視野異常①

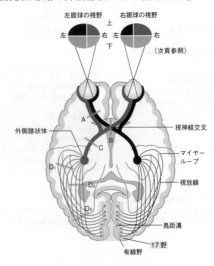

左眼球の視野　　右眼球の視野

上
左　右　左　右
下

〈次頁参照〉

外側膝状体

A

B

C

D₁

D₂

D₃

視神経交叉

マイヤーループ

視放線

鳥距溝

17野

有線野

■視覚伝導路の障害部位による視野異常②

	左目	右目
Aの部位が障害されたとき 一側の視力が消失		
Bの部位が障害されたとき 両側耳側半盲		
Cの部位が障害されたとき 同側半盲		
D₁の部位が障害されたとき 上同側性1/4半盲		
D₂の部位が障害されたとき 下同側性1/4半盲		
D₃の部位が障害されたとき 黄斑回避を伴う同側半盲		

グレーの部分は視野欠損

5 認知症にみられる病的反応

■認知症患者の主な病的反射①

把握反射

手順：患者から見えないようにして，指を握らせる

評価：陽性→自然に手指を屈曲させて把握しようとする．障害の反対側の上下肢にみられる．移乗時にベッド柵をつかんで離さないなど日常生活でも確認できる

原因：前頭葉の障害

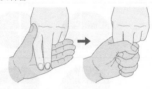

緊張性足底反射

手順：打腱器の柄や鍵などで足底を圧迫する

評価：陽性→足趾が足底側に屈曲，立位，歩行時にも足趾の握りこみがあらわれ，歩行を妨げる

原因：前頭葉の障害

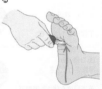

吸引反射

手順：口を軽く開かせ，舌圧子などで上唇から口角に向かって軽くこする

評価：陽性→口をとがらせる

※乳幼児では正常でもみられる

原因：前頭葉または両側大脳広範の障害

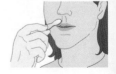

■認知症患者の主な病的反射②

口とがらし反射

手順：上唇の中央を指先などで軽く叩く

評価：陽性→唇が突出してとがり口になる

原因：中脳以上の部位での錐体路障害

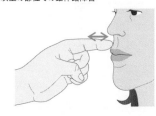

手掌頤反射

手順：母指球を打腱器の柄や鍵などでこする

評価：陽性→同側の頤に筋収縮

原因：錐体路障害，前頭葉障害

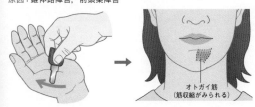

オトガイ筋
（筋収縮がみられる）

Memo

第 **8** 章

各種評価法

1 脳神経系の評価

■三叉神経の検査

表在知覚

観察ポイント：左右の額，頬，顎の触覚と痛覚・温度覚，左右差の有無

手順：三叉神経の感覚枝（V₁，V₂，V₃）の部位ごとに触覚・痛覚・温度覚を調べる

評価：顔面半側で触覚・痛覚・温度覚に障害→頭蓋底腫瘍

各枝の領域で触覚・痛覚・温度覚に障害→帯状疱疹など

触覚の障害→橋の主知覚核の障害（脳血管障害，脳幹グリオーマなど）

痛覚・温度覚の障害→延髄から上位頸髄の障害（脊髄空洞症，上位頸髄腫瘍など）

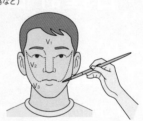

角膜反射

観察ポイント：刺激後の閉眼

手順：先を細くしたティッシュで角膜を軽く刺激

※刺激する前に瞬きしないように，近づける方向と反対方向に側方視してもらう

評価：正常→両眼とも閉眼する

両側で反射の減弱，消失→脳幹の障害

片側で反射の減弱，消失→同側の反射弓（三叉神経〜橋〜顔面神経）の異常

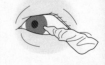

■聴神経の検査

聴力テスト

耳から30cmほど離れたところで指をすり合わせ，音が聴こえるか確認

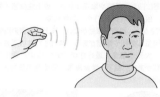

ウェーバーテスト

観察ポイント：聴こえ方の左右差

手順：振動させた音叉を前額部にあてる

評価：障害側の音が大きい→伝音性難聴（耳科的疾患）

　　　健側の音が大きい→感音性難聴（内耳疾患，脳血管障害，メニ
　　　エール病，頭蓋底骨折，聴神経腫瘍，薬物の副作用など）

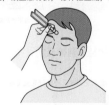

リンネテスト

観察ポイント：聴こえ方

手順：振動させた音叉を乳頭突起にあてる
　　　（骨伝導），聴こえなくなったところで
　　　すぐ外耳孔から5cmほど離れたところ
　　　に音叉を置く（気伝導）

評価：音が聴こえない→伝音性難聴
　　　骨伝導・気伝導ともに弱く聴こえる→
　　　感音性難聴

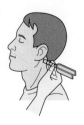

■舌下神経（舌の観察）

観察ポイント：舌の萎縮や攣縮の有無，左右の偏位
手順：舌を大きくまっすぐ出す
評価：舌が麻痺側に向かい萎縮や攣縮がない→核上性障害（腫瘍，脳
　　　血管障害，仮性球麻痺など）の片側性病変
　　　舌が突出できない，萎縮や攣縮がない→核上性障害の両側性病変
　　　麻痺側に偏位し萎縮や攣縮がある→核性または核下性障害（脊
　　　髄空洞症，大孔部腫瘍，進行性球麻痺など）の片側性病変
　　　萎縮や攣縮があり，嚥下・構音障害→両側性の核性または核下
　　　性障害の両側性病変

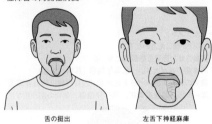

舌の挺出　　　　　　　　　　左舌下神経麻痺

■舌咽神経・迷走神経・副神経①

味の確認
舌の後ろ1/3に砂糖水か塩水をのせ，その味を当てる

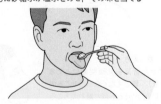

120

■舌咽神経・迷走神経・副神経②

カーテン徴候の観察

観察ポイント：軟口蓋，口蓋弓の動き，
　　　　　　　左右差

手順：「アー」と声を出させる

評価：麻痺があれば麻痺側の動きが悪く
　　　なる

　　　一側の軟口蓋／咽頭麻痺→核性
　　　または核下性障害

　　　両側の軟口蓋／咽頭麻痺→両側
　　　性の核が障害：延髄の病変（脳血
　　　管障害，進行性球麻痺など），仮
　　　性球麻痺のように両側錐体路障
　　　害での不完全麻痺が多い

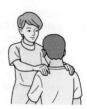

口蓋弓
口蓋垂
咽頭後壁の偏位
健側
唇縫線

僧帽筋の運動

観察ポイント：肩の挙上

手順：肩に抵抗を加え，肩を挙上するように
　　　指示

評価：麻痺側で筋力低下を観察

胸鎖乳突筋の運動

観察ポイント：胸鎖乳突筋の収縮の程度，左右差

手順：顔を横から正面を向くように指示し，胸鎖乳突筋に触れる

評価：僧帽筋，胸鎖乳突筋に左右差→＜片側副神経障害＞頭部外傷，
　　　頭蓋底腫瘍など＜両側副神経障害＞筋萎縮性側索硬化症，多
　　　発性神経炎，筋ジストロフィー，重症筋無力症など

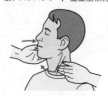

各種評価法

2 反射の評価

■深部反射①

観察ポイント：反射の減弱・消失を確認，左右差

上腕二頭筋腱反射

手順：①肘関節を軽く屈曲させる
　　　②患者の腕に力が入らないように，打腱器で検者の母指の上を叩く

評価：正常→二頭筋が収縮し，前腕がわずかに屈曲する

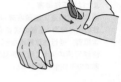

上腕三頭筋腱反射

手順：①肘関節を軽く屈曲させ，手首を軽くつかむ
　　　②肘頭の上にある上腕三頭筋腱を打腱器で叩く

評価：正常→三頭筋が収縮し，前腕がわずかに伸展する

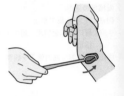

膝蓋腱反射

手順：①臥位で片方の膝を立てさせ，その膝の上に検者の手をおく
　　　②手の上に患者のもう一方の下肢をのせる
　　　③膝蓋骨直下のくぼみを打腱器で叩く

評価：正常→大腿四頭筋が収縮し，下腿がわずかに伸展する

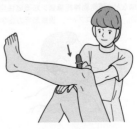

■深部反射②

アキレス腱反射（下腿三頭筋腱反射）

手順：①仰臥位で片方の膝の上に逆側の下腿をのせる
　　　②足底を軽く背屈させてアキレス腱を打腱器で叩く
　　　※わかりにくければ，膝立位で行う

評価：正常→下腿三頭筋が収縮し，足がわずかに底屈する

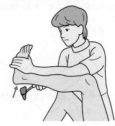

■表在反射─腹壁反射

観察ポイント：腹筋の収縮，臍の動き

手順：背臥位で膝関節を軽く曲げ，ハン
　　　マーの柄などで，上腹壁，中
　　　腹壁，下腹壁を外側より正
　　　中に向かってこする

評価：正常→腹筋が収縮し，臍
　　　が刺激された方向に動く
　　　反射が一側で減弱・消失
　　　→錐体路障害

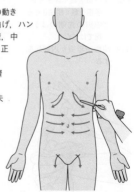

■病的反射①

乳児ではみられるが成人では起こらない反射
陽性の場合，神経伝導路（錐体路）に障害がある可能性
観察ポイント：反応，左右差

バビンスキー反射
手順：仰臥位にし，適度に尖ったもので，足底の外縁を踵からつま先まで強めにこする
評価：陽性→母趾が背屈する

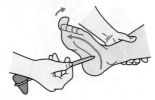

トレムナー反射
手順：①中指を軽く背屈させ，
手指を軽く屈曲させる
②中指の先端のほうを
指ではじく
評価：陽性→母指が内転屈曲
する

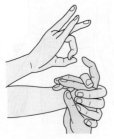

ホフマン反射（バビンスキー反射・
トレムナー反射が陽性の場合）
手順：中指の爪部分を，検者の
母指で掌側に強くはじく
評価：陽性→母指が内転屈曲
する

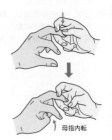

母指内転

■病的反射②

ゴードン反射

手順：足のふくらはぎを強くつまむ

評価：陽性→母趾が背屈する

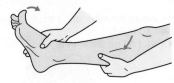

シェーファー反射

手順：アキレス腱を強くつまむ

評価：陽性→母趾が背屈する

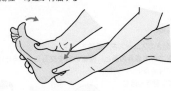

チャドック反射

手順：足の外踝部の縁をこする

評価：陽性→母趾が背屈する

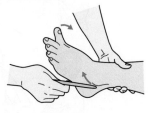

3 機能評価

■踵膝試験

手順：仰臥位で片方の踵を他方の膝につけ，下肢に沿って滑らせて戻す運動を繰り返してもらう

評価：踵が前後左右にずれる→小脳機能の障害

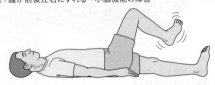

■指鼻指試験

観察ポイント：動きのスムーズさ，正確さ

手順：患者の指で患者自身の鼻と，検者の指を交互にできるだけはやくタッチしてもらう

評価：スムーズな動きではない，指が目標からずれてきちんと触れない→小脳機能の障害

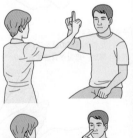

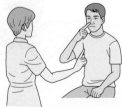

■筋緊張の異常

筋トーヌス（不随意筋の緊張状態）の見方
上肢の筋緊張は肘関節で，屈伸，前腕の回内・回外をみる

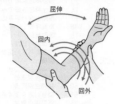

屈伸

回内

回外

観察ポイント：痙縮，固縮（筋トーヌス亢進）
評価：痙縮→錐体路障害による
　　　運動の初めは抵抗が強く途中で急に弱くなる（折りたたみナイフ現象）

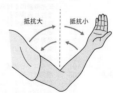

抵抗大　　　　　抵抗小

評価：硬直→錐体外路系障害による

鉛管様固縮：
屈曲・伸展の両方向に抵抗が生じる．鉛管を曲げる感じに似ている

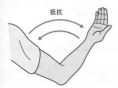

抵抗

歯車様固縮：
関節を動かすとカクンカクンと歯車を回転させるときの感じに似ている

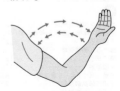

Index

フィジカルアセスメントポケットブック mini

2023 年 8 月 8 日　　　初 版　第 1 刷発行

監 修　　小西　敏郎
　　　　　こにし　としろう
発行人　　土屋　徹
編集人　　小袋　朋子

発行所　　株式会社Gakken
　　　　　〒 141-8416　東京都品川区西五反田 2-11-8

印刷・製本　凸版印刷株式会社

●この本に関する各種お問い合わせ先
　本の内容については, 下記サイトのお問い合わせフォームよりお願いします.
　https://www.corp-gakken.co.jp/contact/
　在庫については　Tel 03-6431-1234（営業）
　不良品（落丁, 乱丁）については　Tel 0570-000577
　　学研業務センター　〒 354-0045 埼玉県入間郡三芳町上富 279-1
　上記以外のお問い合わせは　Tel 0570-056-710（学研グループ総合案内）

本書に記載されている内容は, 出版時の最新情報に基づくとともに, 臨床例をもとに正確かつ普遍化すべく, 著者, 編者, 監修者, 編集委員ならびに出版社それぞれが最善の努力をしております. しかし, 本書の記載内容によりトラブルや損害, 不測の事故等が生じた場合, 著者, 編者, 監修者, 編集委員ならびに出版社は, その責を負いかねます.
また, 本書に記載されている医薬品や機器等の使用にあたっては, 常に最新の各々の添付文書や取り扱い説明書を参照のうえ, 適応や使用方法等をご確認ください.

株式会社Gakken

学研グループの書籍・雑誌についての新刊情報・詳細情報は, 下記をご覧ください.
学研出版サイト　https://hon.gakken.jp/